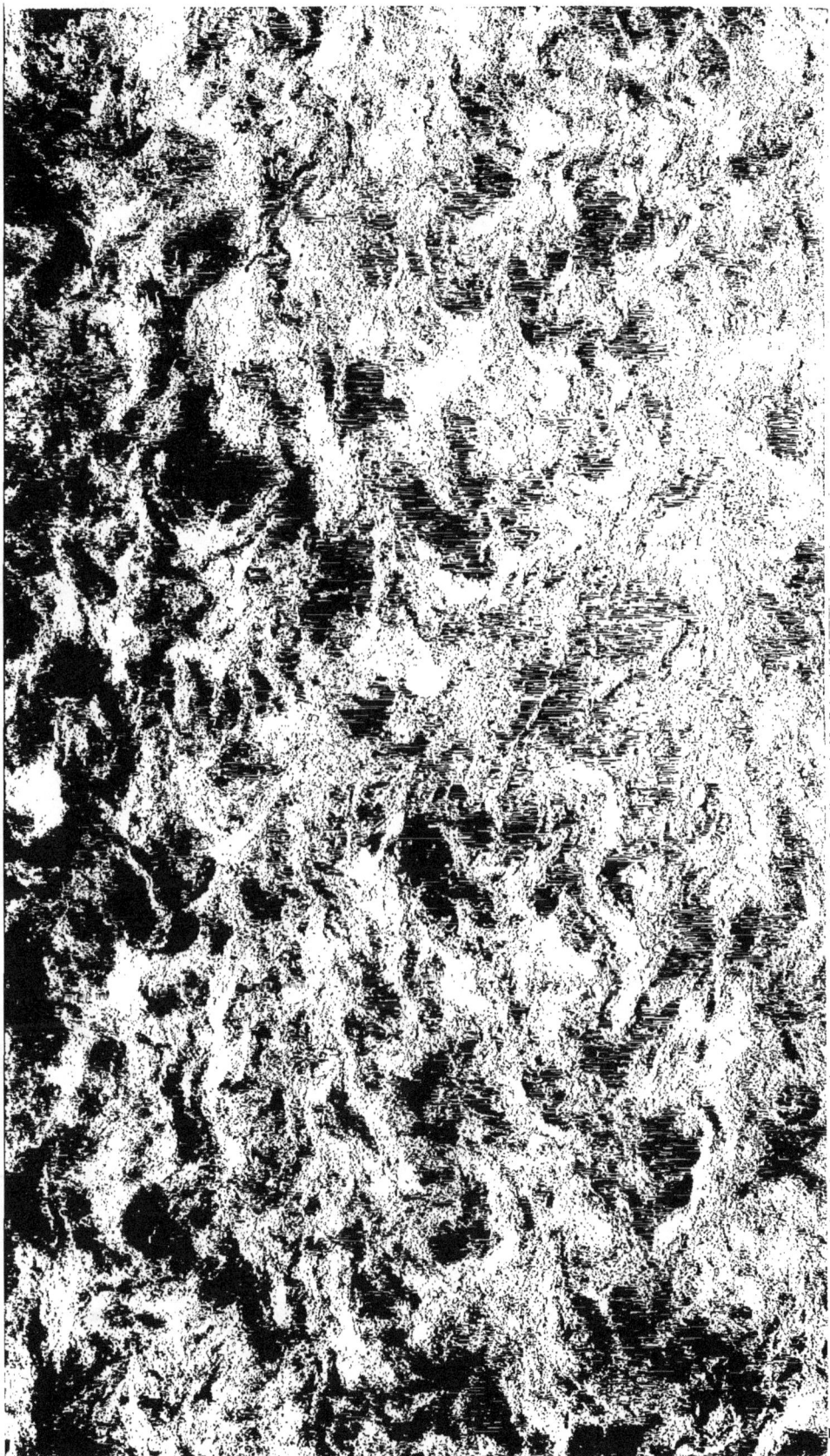

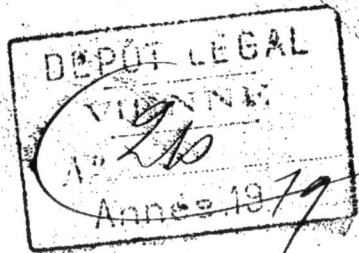

Pierre RAMBAUD

LA COMMUNAUTÉ

DES

MAITRES CHIRURGIENS

DE POITIERS

(1410-1792)

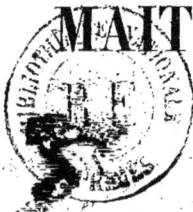

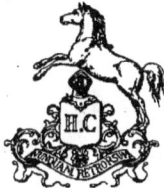

PARIS

LIBRAIRIE ANCIENNE HONORÉ CHAMPION

ÉDOUARD CHAMPION

5, QUAI MALAQUAIS

1919

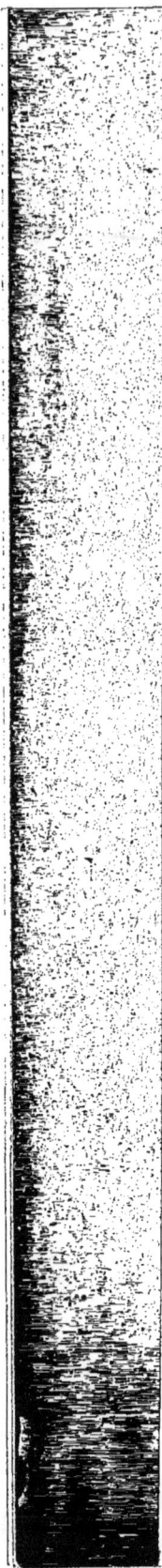

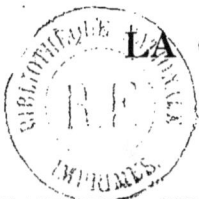

LA COMMUNAUTÉ

DES

MAITRES CHIRURGIENS DE POITIERS

Pierre RAMBAUD

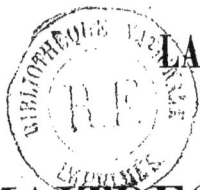

LA COMMUNAUTÉ

DES

MAITRES CHIRURGIENS

DE POITIERS

(1410-1792)

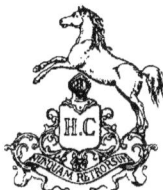

PARIS

LIBRAIRIE ANCIENNE HONORÉ CHAMPION

ÉDOUARD CHAMPION

5, QUAI MALAQUAIS

—

1919

LA COMMUNAUTÉ

DES

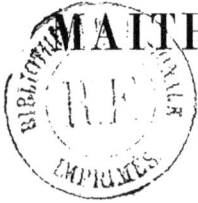

MAITRES CHIRURGIENS

DE POITIERS

Par P. RAMBAUD

INTRODUCTION

L'histoire de la chirurgie à Paris, la première qui ait paru en France, date du xviiie siècle. Depuis, nous avons eu celle des chirurgiens de Lille, publiée en 1911 par le Dr Leclerc. Actuellement, le Dr P. Dorveaux est sur le point d'en faire paraître une troisième sur l'exercice de la chirurgie à Metz. En dehors de ces travaux, il existe encore un certain nombre de publications concernant cet art. Aucune d'elles ne peut en donner un complet aperçu.

Jusqu'au xviiie siècle, les statuts donnés aux chirurgiens par les rois de France n'ont qu'une très minime influence sur la vie courante des communautés. Ce n'est qu'au début de ce dernier qu'ils vont s'imposer d'une façon définitive, supprimant ou modifiant les usages du passé. Le premier chirurgien du roi ou son lieutenant

1

prennent seuls alors la direction effective des maîtrises. Il est vrai que les maîtres, soucieux de conserver
leurs anciennes habitudes, ne se soumettent point sans
protester et sans provoquer de nombreux conflits. Toutefois, ils finissent à la longue par obéir. Nous ne
possédons de l'ancienne communauté des chirurgiens
de Poitiers que quelques feuillets détachés du dernier
registre de ses délibérations. Les archives municipales,
celles de la Faculté de médecine, des hôpitaux et des
anciens notaires, nous ont surtout servi de bases pour
notre travail.

En 1866, Pilotelle a consacré quelques lignes aux chirurgiens dans son étude concernant l'*Ancienne Université
de Poitiers*. De son côté, le professeur Boissonnade,
au cours d'un savant ouvrage sur l'*Organisation du
travail en Poitou*, a donné sur eux des renseignements
un peu plus étendus, tant au point de vue de l'exercice
de leur profession que de leurs rapports avec la Faculté
de médecine.

Après nos études sur la *Pharmacie en Poitou* et sur
l'*Ancienne Faculté de médecine de Poitiers*, notre but est
de compléter, par cette publication, l'histoire de l'art de
guérir tel qu'on le pratiqua dans notre ville jusqu'à la
Révolution. Ce modeste travail sera peut-être de quelque utilité pour ceux qui voudront plus tard se livrer à
de semblables recherches. S'il en est ainsi, nous consi-
dérerons notre but comme complètement atteint.

CHAPITRE PREMIER

Au cours du xiiiᵉ siècle, des noms de barbiers se rencontrent de temps en temps dans nos archives poitevines.
En 1242, *Paulinus barbitonssor* (sic) *civis Pictavensis* et
son frère Willemus vendent une maison sise au carrefour de Saint-Didier (1). En 1261, *Girardus barbitonsor*
et sa femme Marie habitent place de Notre-Dame-la-
Grande (2). Viennent ensuite Pierre Pasquier (1262),
Michaëlis, décédé avant 1271, et enfin Pierre, rue de
l'Aiguillère (1276-1277). Tous sont qualifiés du titre de
barbier (3). C'est le seul qui semble alors exister.

Quelques années plus tard, nous trouvons, pour la pre-

(1) Arch. Vienne, G. 1109.
(2) Arch. Vienne, G. 1104.
(3) Arch. Vienne, G. 1104 4109.

mière fois, celui de chirurgien. Il est porté par un certain
Johannes de Vienna cirurgeus, qui habite paroisse Saint-
Savin, près de *Petrus de Alverna, clericus physicus* (1).
Ces deux personnages ne sont point d'origine poitevine.

Au xive siècle, Jehan le barbier habite rue de l'Aguyl-
lerie, en 1367, et Savin, celle qui va de Notre-Dame-la-
Grande à Saint-Etienne (2). Au début du siècle suivant,
apparaissent, en 1407, les noms de Jehan Villarceau, de
Simon et de Jamet Métayer, qui payent des cens et rentes
au chapitre de Notre-Dame-la-Grande (3). Ils sont grou-
pés en assez grand nombre autour de cette église.

Pendant toute cette partie du moyen âge, on ne trouve
donc à Poitiers qu'un seul individu, étranger au pays,
portant le titre de chirurgien. Ceux de cette profession
seront encore appelés pendant un siècle tout simplement
barbiers (4). Ce n'est qu'à partir du 7 janvier 1500 qu'ils
y ajoutent, d'une façon du reste très irrégulière, celui de
chirurgien. Aussi, croyons-nous qu'il n'y eut point, comme à Paris, deux catégories de praticiens, l'une n'exerçant
que la chirurgie et l'autre se livrant surtout au métier
de barbier.

Au mois d'août 1410, Jean, duc de Berry, qui habitait
alors le château de Lusignan, cédant à la demande de
Gervaisot Merlin, son premier barbier et valet de chambre, ainsi qu'aux supplications de tous les barbiers du
Poitou, Angoumois, Guyenne, Limousin et Auvergne,
consent à leur accorder des statuts. Ils sont confirmés

---

(1) Arch. Vienne, G. 1360-1369.
(2) Arch. Vienne, G. 1110.
(3) Arch. Vienne, G 1337.
(4) Arch. hist. du Poitou, t. XXV, p. 355.

quelques années plus tard, en janvier 1419, par le dau-
phin Charles, lors de son passage à Poitiers.

Ces statuts renferment plusieurs articles copiés sur
ceux qu'obtinrent, en 1371, les barbiers de Paris (1).
Pour être admis à la maîtrise, il faut subir un examen,
tout en étant de bonne vie et mœurs, et surtout point
« mezel », c'est-à-dire affligé de la lèpre. Défense est
faite de travailler pendant certaines fêtes de l'année,
d'enlever l'apprenti ou le serviteur d'un confrère. Enfin,
obligation d'obéir au premier chirurgien du roi ou au
lieutenant qui le représente. Les procureurs du roi près
des cours et tribunaux sont chargés de défendre les
intérêts de la corporation.

Ce n'est qu'en juin 1427 qu'apparaît le règlement donné
aux chirurgiens de toute la France par Charles VII,
lors de son passage à Poitiers. On le doit à la demande
que lui fit son premier barbier, Colmet Candillon. Il est
contresigné par les conseillers du roi, au nombre desquels
nous trouvons Jean Rabateau, avocat Poitevin, l'évêque
de Maillezais, probablement Guillaume de Lucé, et le
seigneur de Pressigny. Louis XI le confirme, en 1444 et
1462, puis ses successeurs, en 1484, 1497 et 1514.

Charles VII déclare qu'en le donnant, il veut surtout
le bien du royaume. Pour cela, il trouve nécessaire de
mettre ordre à l'ignorance de plusieurs barbiers qui
exerçant, sans avoir passé d'examens, se montrent incapables de fabriquer des lancettes, des fers ou pointes de
bonne qualité et d'une sécurité parfaite dans leur emploi
pour les saignées (2). Ce règlement, plus complet que

(1) A Franklin, les Chirurgiens, p. 263.
(2) Ord. royales, t. IX.

le précédent, comporte vingt-deux articles. Les principaux concernent, en particulier, les prérogatives du
premier chirurgien du roi et celles de ses lieutenants.
On y trouve aussi, avec l'institution du droit de visite
chez les maîtres qu'il leur confère, les quelques conditions,
purement fiscales, imposées aux candidats à la maîtrise.

Les statuts donnés par Charles IX, en 1571, ne com·
prennent plus que dix-neuf articles (1), c'est-à-dire
trois de moins que ceux de 1427, dont ils ne diffèrent
point d'une façon sensible.

D'autres, parus en mai 1572, sont confirmés en août
1578. Nous en trouvons encore donnés à Mantes par
Henri IV, en 1593, enregistrés le 12 février 1594. Vient
ensuite la déclaration royale de 1597. Leurs prescriptions, qui s'adressaient surtout aux chirurgiens de Paris,
n'eurent guère d'influence sur ceux de province. Il en fut
de même, sans aucun doute, pour les règlements du
28 mars 1611, confirmés en 1618, 1643 et 1653, puis
pour les derniers de 1671.

L'ordonnance de février 1692, qui comporte seulement dix articles, modifié profondément les usages du
passé. Elle supprime tout d'abord les lieutenants du premier chirurgien du roi et les remplace par des jurés
royaux pris au sein de chaque communauté. Elle supprime également les lieutenants du premier médecin
du roi, et charge des conseillers royaux médecins de procéder avec les jurés à toutes les expertises médico-légales. Il est enfin prescrit à chaque maîtrise d'avoir à se
munir d'un règlement particulier. Toutes ces mesures

_____

(1) Arch. Vienne, D. 11.

sont d'un libéralisme parfait, mais nullement gratuit,
car le titre de juré royal doit être acquis moyennant
argent comptant.

Cette ordonnance ayant été enregistrée, le 15 avril
1692, par l'intendant du Poitou et signifiée le même jour
aux chirurgiens, ces derniers ne mettent aucun empressement à lui obéir (1). Ils attendent pour le faire
jusqu'au 17 novembre 1711. Le 25 du même mois, leurs
statuts sont homologués par le lieutenant de police
après avoir obtenu, le 31 octobre précédent, l'approba
tion de la Faculté de médecine.

Ils comportent vingt-quatre articles ayant trait à la
confrérie, à la nomination des jurés, ainsi qu'aux visites
qui doivent avoir lieu dans les boutiques, soit à Poitiers,
soit dans le ressort de la sénéchaussée. Ils s'occupent
aussi de la situation des veuves, des apprentis et des
compagnons au point de vue de l'exercice légal et illégal
de la profession. Enfin, ils se terminent en indiquant
assez longuement la façon dont auront lieu les examens
de maîtrise pour la ville et la campagne.

Les statuts de Versailles, de septembre 1723, enregistrés au présidial de Poitiers le 3 janvier 1724, règlent
d'une façon presque définitive la situation de la chirurgie
jusqu'à la Révolution (2). Ils commencent par la libérer
du joug de la Faculté de médecine qui, le 16 décembre 1728, se plaindra fort amèrement des prérogatives
accordées aux lieutenants nouvellement rétablis. Les
soixante-dix-neuf articles que ces statuts comportent,
presque tous applicables à Poitiers, réglementent dans

(1) Arch. Vienne, D. 15.
(2) Arch. Vienne, D. 16. — Reg. supp. n° 8. — Greffe civil du présidial.

tous ses détails la vie corporative de la profession.

Enfin, paraissent les derniers, statuts et règlements pour les chirurgiens des provinces, établis ou non en communauté (1). Enregistrés au Parlement de Paris, le 13 août 1731, leurs quatre-vingt-dix-huit articles sont appliqués d'une façon régulière jusqu'à l'abolition des communautés.

En dehors des ordonnances royales ayant trait aux cours de chirurgie, nous trouvons les lettres patentes du 10 août 1756, enregistrées à Poitiers le 2 novembre suivant. En vertu de ces lettres, les maîtres sont réputés exercer un art libéral et ne plus faire partie des maîtrises et jurandes.

Tous les statuts dont nous venons de parler, à l'exception de l'ordonnance de 1692, mettent les communautés de province sous l'autorité du premier barbier et chirurgien du roi. C'est lui qui, dans chacune d'elles, désigne le lieutenant qui doit le représenter. Enfin, d'après l'édit de juin 1427, il perçoit 5 sous chaque fois qu'un maître veut ouvrir boutique. De plus, « pour le bien du public et la santé du corps humain, il baillera à tous les maîtres l'*armagnac* (almanach) fait de l'année » (2). Il en coûtait à chacun la somme de 2 sols 6 deniers.

Le lieutenant désigne les deux ou trois jurés chargés de gouverner la communauté et accorde aux maîtres le droit d'exercer à la ville comme à la campagne, de raser et de peigner les jours non défendus. Tous lui doivent obéissance et sont tenus, à sa demande, de comparaître devant lui, sous peine de 6 livres d'amende, en

---

(1) Arch. Vienne. D. 15
(2) Cet almanach servait à indiquer les jours propices pour les saignées.

1410, et de 3 sols à partir de 1427. En cas de désobéissance, il peut faire appeler un sergent royal et, même, se plaindre directement au procureur du roi.

Le règlement de 1571 réduit cette amende à 2 s. 6 d. Au XVIIᵉ siècle, les lieutenants obtiennent certaines faveurs. Les lettres patentes de février et août 1656, de septembre 1679, et les arrêts du Conseil d'Etat des 18 mars 1611, 18 juillet 1671, les exemptent de la collecte, des tutelles, des logements des gens de guerre et de toutes les autres charges publiques du même genre.

L'ordonnance de février 1692 les supprime, ainsi que nous avons vu, et les remplace par deux chirurgiens jurés dans les villes, comme Poitiers, possédant un présidial ou un évêché. C'est devant le présidial qu'ils doivent prêter serment et payer les taxes ordinairement imposées, avec 2 sols en plus par livre. Ils acquièrent ainsi le droit de placer les armes du roi sur l'enseigne de leur boutique avec tous les titres qu'ils possèdent. Ils ont seuls le pouvoir de faire des rapports pour la justice et jouissent des mêmes prérogatives que les anciens lieutenants, à l'exception, toutefois, de leurs privilèges particuliers. Ils doivent visiter les maîtres, examiner les candidats à la maîtrise, recevoir le serment de ceux qui s'y trouvent admis et les autoriser à ouvrir boutique.

Les jurés réunissent la communauté dont ils président les assemblées, et se font rendre compte des recettes et des dépenses. Ceux des chirurgiens qui ne répondent point à leurs convocations, sont passibles de 50 livres d'amende. Le plus ancien des deux jurés gouverne à peu près seul la maîtrise pendant une année.

Le 24 avril 1692, le doyen Devois dépose sur la table

autour de laquelle sont réunis ses confrères, l'ordonnance
royale qui lui a été signifiée le 17 du même mois. Après
délibération, l'assemblée se décide à faire l'achat des deux
charges de juré pour lesquelles il est offert 1.500 livres
plus 2 sols par livre, le tout payable dans un délai convenable (1). Cette somme ayant été versée, les maîtres en
reçoivent la quittance le 22 octobre 1693. Une telle mesure ne semble avoir été qu'une simple opération fiscale
de la part de la royauté.

Chaque année, les chirurgiens, réunis dans leur salle
Saint-Côme, désignent un nouveau juré royal à la place
du plus ancien dont les deux années d'exercice sont terminées. Aussitôt nommé, le lieutenant général criminel,
d'abord, puis, à partir de 1712, le lieutenant de police,
procède à son installation.

L'article 1er de l'édit de septembre 1723 rétablit le
premier chirurgien du roi dans ses anciens droits et ses
anciennes prérogatives. Il a, comme jadis, la haute main
sur tous ses confrères, de même que sur les barbiers,
perruquiers, baigneurs, étuvistes et sages-femmes. Il
peut nommer des lieutenants dans toutes les commu
nautés de province. Toutefois, son choix doit se porter
sur une liste de trois noms présentée par les maires et
échevins de chaque ville.

Le procureur du roi à la mairie de Poitiers vient, le
24 juin 1724, donner lecture de cet édit au Conseil municipal qui réclame la liste des chirurgiens, dans le but de
se conformer, en connaissance de cause, aux prescriptions qu'il comporte (2). C'est ainsi que sont envoyés

(1) Min. Marrot, notaire.
(2) Reg. dél. mun., nos 142 et 143.

à Paris les noms de Joseph Maurat, Jérémie Poitevin et de Louis Regnault.

Le résultat de ces propositions ne fut point celui qu'on eût été en droit d'attendre. Le 22 janvier 1725, est enregistrée la nomination à la lieutenance de Jacques Charrier, chirurgien à Poitiers du prince de Conti. Cette nomination, faite contrairement aux statuts de Versailles, ne semble point avoir été accueillie avec empressement par les maîtres. Le 18 novembre 1726, le nouveau lieutenant réclame une des clefs du coffre de la communauté (1). Ses confrères refusent de la lui donner sous divers prétextes, dans le but d'attendre le résultat du procès qu'il leur a intenté au Parlement.

Le 23 mai de l'année suivante, ils veulent bien céder à sa demande, mais à son tour il refuse cette clef, tant qu'on n'aura pas fait un inventaire des titres de la communauté (2). Par la suite, on ne trouve plus aucune discussion entre les lieutenants et les autres maîtres.

Le successeur de Charrier est nommé d'une façon régulière. Le 21 mars 1755, à la demande du premier chirurgien du roi, le Conseil municipal donne les noms de Dumont, Martin de la Baudouinière et de Piorry (3). Le 25 avril suivant, il enregistre les lettres patentes du second d'entre eux.

Quoique fort normale, cette nomination n'est point sans provoquer la colère de l'un des candidats évincés, Guillaume Piorry. Insulté et menacé par lui, le nouveau lieutenant le poursuit devant le présidial (4). Il déclare

(1) Min. L. Darbez, notaire.
(2) *Id.*
(3) Reg. dél. mun., n° 60.
(4) Arch. Vienne, Gref. crim. présid.

à l'audience qu'il a eu l'audace de le traiter, sur la place Royale, de b..., de J... f... et de f... gueux, et cela à maintes reprises.

La charge de lieutenant semble avoir été longtemps vénale. Le 12 novembre 1652, Brice Gay résigne la sienne en faveur de Jean Bellon, auquel il en fournira les titres à Noël de la même année, moyennant une somme de 300 livres (1).

Le 16 mai 1673, Nicolas Dardin donne la survivance de la sienne à Jean Faulcon (2). En attendant, il lui accorde le droit de le remplacer en cas d'absence ou de maladie, d'en partager les profits par moitié. Quelques jours plus tard, le 25 mai, il démissionne et le fait nommer à sa place (3). Seulement, le nouveau lieutenant néglige, par la suite, de remettre à son prédécesseur sa part dans les recettes qu'il encaisse. De là, des contestations, puis des procès que Dardin perd d'une façon ininterrompue.

Enfin, le 25 avril 1757, le premier chirurgien du roi déclare ouvertement qu'il a nommé Martin de la Baudouinière pour son lieutenant, car ce dernier lui avait été désigné par son prédécesseur, lors de sa démission. Il est vraisemblable que cette démission n'était nullement gratuite (4). Au surplus, à cette époque, la vénalité de cette charge constituait une règle générale (5). Toute-

(1) Min. Pommeray, notaire.
(2) Min. Gaultier, notaire.
(3) Min. Marrot, notaire (1673). — Min. Bourbeau, notaire (1674).
(4) Reg. del. mun., n° 172.
(5) Arch. Vienne. D. 11. — Ainsi, vendent leur charge : Antoine Arnaudet (1588). Etienne Thévet (1617), Brice Gay (1637). Nicolas Dardin (1673).

fois la location en était interdite, sous peine de 40 livres
d'amende, suivant un arrêt du Parlement du 3 septembre
1740.

Le règlement de Jean de Berry accorde aux lieutenants de son premier chirurgien le droit d'étendre leur
autorité sur « les banlieues, villages, appartenances et
dépendances » de la ville qu'ils habitent. Celui de Poitiers prend le titre de « lieutenant général du premier
chirurgien, barbier du roy notre sire, en pays et compté
de Poictou » (1). Tous le conservent aux xv1ᵉ et
xv11ᵉ siècles. Ils mettent seulement province du Poitou
au lieu de comté.

Jean de Berry ne semble pas plus que Charles VII
leur avoir octroyé un pouvoir aussi étendu. Il est vraisemblable qu'ils se l'attribuèrent à partir de 1552, date de
la création du présidial de Poitiers dont le ressort comprenait presque toute la province. Après la disparition
des jurés royaux, le lieutenant obtient, le 3 août 1723, un
arrêt de cette cour l'autorisant à visiter les chirurgiens
de Parthenay et à leur faire passer des examens. Le
26 novembre 1778, ces mêmes chirurgiens sont tenus, en
vertu des édits de 1723 et de 1731, de reconnaître Martin
de la Baudouinière comme leur lieutenant (2). C'est
devant lui et ses confrères que devront se présenter les
aspirants à la maîtrise. Plus tard, des arrangements inter-
vinrent entre eux à cet égard.

(1) VERDIER, la Jurisprudence particulière de la chirurgie en France
(Paris, 1774). — Une déclaration royale, du 29 mars 1760, ne permet au
premier chirurgien du roi de désigner ses lieutenants que dans les villes
possédant : parlement, présidial, évêché, bailliage ou sénéchaussée. Ils
ne peuvent exercer leurs droits que dans l'étendue de la justice du lieu.
(2) Arch. Vienne — Gref. civil, présidial.

Les statuts de Jean de Berry comportent, en vertu de l'article 2, la création de deux ou trois maîtres jurés dans chaque communauté. Ils doivent être élus, en présence du juge du lieu, par le lieutenant et par tous les maîtres. Ils sont choisis « parmi les plus experts et les plus suffisans du mestier ».

Le règlement de 1427 les fait nommer par le lieutenant entre les mains duquel ils prêtent le serment « de bien et loyaument gouverner le mestier et observer les statuts et ordonnances, faire bons et loyaux rapports sans faveur ou exeption de personnes ». L'article 13 leur accorde le droit de visiter « les ouvroirs » du métier « pour sçavoir de la suffisance des barbiers, afin que le peuple puisse estre mieux et plus sûrement servi ».

L'article 2 des statuts de 1571 réédite les prescriptions précédentes. Les maîtres les désignent tous les trois ans et les chargent ainsi de faire bien et loyalement observer « les ordonnances et privilèges du métier ». Lors de leur entrée en fonction, ils prêtent serment entre les mains du lieutenant (1). Le 7 novembre 1668, les trois jurés nouvellement élus le jour de la fête de Saint-Côme veulent, à la fin du service pour les trépassés, prêter serment entre celles de Mathurin Dardin. Ils le prient en même temps de leur donner la clef du coffre de la communauté afin d'en retirer le registre sur lequel doit être inscrit le procès-verbal de cette prestation (2). Pour une cause que nous ignorons, ils n'obtiennent qu'un refus.

Après la disparition des jurés royaux, l'édit de 1723

(1) Arch. Vienne, D. 11.
(2) Min. Gaultier, notaire.

les rétablit, comme par le passé, sous le nom de prévôts, mais au nombre de deux seulement. Ils sont élus pour quatre ans et doivent appartenir à la religion catholique, apostolique et romaine. Ils dressent une liste de tous les membres de la communauté. Le second d'entre eux fait spécialement office de receveur. Ils entrent en charge le 1er octobre, après avoir prêté serment entre les mains du lieutenant et lui avoir versé 6 livres. Le greffier qui donne acte de leur nomination reçoit 3 livres seulement.

Avant l'entrée en charge, ils se présentent, accompagnés du doyen, devant le lieutenant du roi au présidial. Il les confirme dans le pouvoir qu'ils possèdent d'exercer leurs droits dans toute l'étendue de la cour, tout en les invitant à lui signaler les contraventions aux règlements afin d'en poursuivre les auteurs.

L'élection des jurés se fait dans la salle ordinaire des réunions de la communauté. Le 28 septembre 1613, ceux qui sont en charge refusent d'y procéder dans la maison du lieutenant Étienne Thevet au lieu du couvent des Carmes choisi comme lieu de leurs assemblées (1). Le 14 avril 1614, ils déclarent que ceux qui ont été nommés de la sorte, le lendemain de la Saint-Côme, sont les seuls qui aient le droit d'entrer en fonction (2). Pourtant, leurs adversaires avaient été désignés par le lieutenant du roi au présidial.

Les discussions surgissent fort nombreuses dans les maîtrises, lors de l'élection des jurés. Le 12 octobre 1670, les chirurgiens sont divisés entre eux, les anciens d'un

(1) Min. Royer, notaire.
(2) Id.

côté et les jeunes de l'autre. Ces derniers refusent de
reconnaître la nomination de l'un de leurs adversaires.
Ils n'acceptent, comme tel, que celui qui s'intitule le *chef
des jeunes* (1). Un fait du même genre se reproduit
l'année suivante (2). Tout d'abord, l'élection a lieu aussitôt la messe, malgré les protestations du lieutenant
Faulcon qui veut la remettre à une date ultérieure (3).
Enfin, le 17 février 1677, le premier juré élu s'intitule
lieutenant des chirurgiens (4). Une pareille prétention,
restée du reste sans résultat, est l'unique tentative de ce
genre qu'il nous ait été donné de constater.

L'élection d'un second prévôt, celui qui porte en plus
le titre de receveur, est ainsi libellée dans un procès-
verbal du 8 mars 1750 : « A la pluralité des voix, conformément à l'article 26 des statuts, est nommé Pierre
Maurat jeune prévôt et receveur (5). Lui donnons pouvoir, conjointement avec le lieutenant et le prévôt Claude
Delaveau, de gérer les affaires de la communauté, de
recevoir les deniers communs, de payer les dépenses,
frais extraordinaires, de veiller avec le lieutenant et
Delaveau prévôt à l'observation des statuts et à la discipline de la chirurgie, d'empêcher les abus et les malver-
sations, de poursuivre les réfractaires, conformément à
l'article 28 des statuts ».

L'ancien et le nouveau prévôt prêtent ensuite serment,
entre les mains du lieutenant, de bien et très fidèlement

---

(1) Min. Perronnet, notaire. Le soir de l'élection des jurés, a lieu un
banquet auquel assistent tous les maîtres.
(2) Min. Béguier, notaire.
(3) Min. Bourbeau, notaire.
(4) *Id.*
(5) Arch. Vienne, *Soc. Ant Ouest. Bonsergent.*

remplir leur emploi conformément aux statuts et règlements.

Dans les jurandes, l'usage veut que le dernier reçu à
la maîtrise remplisse les fonctions de greffier (1). Il en
est ainsi à Poitiers, tout au moins jusqu'au 17 février
1677. Un acte,. passé à cette date, dit expressément que
le dernier reçu prend ce titre, et qu'en cette qualité il doit
posséder une des trois clefs du coffre de la communauté.

Quelques années plus tard, il ne semble plus en être
ainsi. Le 18 février 1688, un acte notarié nous fait savoir
qu'il est élu à la pluralité des voix (2). On le charge de
rédiger les demandes et les réponses des aspirants à la
maîtrise, et de leur faire payer les droits auxquels ils sont
astreints. L'année suivante, un nommé Philippe, recom-
mandé par le lieutenant, obtient 11 voix et son concurrent 5 seulement (3). Malgré cette majorité, plusieurs
maîtres refusent de le reconnaître comme greffier, sous
prétexte qu'il ne saurait être indépendant.

L'ordonnance de 1692 confie cet emploi au second
juré royal. Il le remplit selon l'usage et convoque ses
confrères aux assemblées. Le 16 juillet 1711, Chambellan est nommé premier juré, tandis que Toyon en qualité
de second est chargé du greffe.

L'édit de Versailles de 1723 déclare que le greffier, de
même que le lieutenant, seront choisis parmi les trois
chirurgiens désignés par les maires et conseillers municipaux de chaque ville. Celui de 1731 confirme ces dispo-

(1) Min. Vézien, notaire.
(2) Min. Dubois, notaire.
(3) Id.

sitions. Cette fonction entraîne certaines prérogatives.
Elle exempte du logement des gens de guerre (1). Le
greffier perçoit la somme de 3 livres, lors de la nomination des prévôts. Enfin, il peut être pris en dehors de la
communauté des maîtres chirurgiens.

Il doit chaque année, au mois de janvier, adresser au
premier chirurgien un état, signé du lieutenant, des noms
de tous les aspirants reçus à la maîtrise et la liste des
actes qu'il a rédigés, sous peine de 50 livres d'amende
et de déchéance de ses privilèges pendant deux ans. Il
doit encore, sous les mêmes peines, tenir en règle les
registres qui lui sont confiés.

Le premier nommé, en vertu de ces prescriptions, est
Bonaventure Chambellan. Le 4 février 1726, il réclame
le droit de ne plus loger de soldats. La mairie lui répond
par un refus (2). Plus heureux que lui, son successeur
se voit octroyer cette faveur lors de l'enregistrement de
ses lettres, le 11 mai 1733 (3). Il en est de même pour
Pierre Maurat que l'on trouve entre 1750 et 1763.

Ce dernier cède sa place à Martin de la Baudouinière
qui la transmet à Pierre Maurat le jeune. Vient ensuite
Pierre Rivault, nommé le 16 août 1777. Le premier chirurgien du roi déclare « que sur les bons témoignages
qui lui ont été rendus de la probité, capacité et expérience de ce dernier, il l'a nommé et institué pour son
greffier ». Mais il devra, au préalable, prêter serment
entre les mains du lieutenant ou du doyen de la communauté (4). Nous le trouvons, le 11 février 1787, signant

(1) Le lieutenant a droit, de son côté, à 8 livres.
(2) Reg. dél. municip., n° 144.
(3) Id., n°s 151 et 179.
(4) Reg. dél. mun., n° 146.

l'acte de réception du chirurgien Champion qui va s'établir à Dissais. Il se qualifie de prévôt et de greffier, deux
titres qui n'étaient point alors incompatibles.

Le plus ancien maître est appelé doyen. Il a droit de
préséance aux réunions. Dans certains cas, surtout pour
cause d'absence, il peut remplacer les jurés ou les prévôts.

Tels sont ceux qui ont la charge de diriger la communauté des maîtres chirurgiens. Les lieutenants sont seuls
désignés, tout d'abord, par les premiers chirurgiens du
roi, puis ensuite les greffiers à partir de 1723. A part ces
exceptions, les jurés nommés à l'élection, comme il est
d'usage dans toutes les maîtrises, conservent seuls la
direction de leur jurande.

Ce genre d'administration, dans laquelle on trouve le
représentant d'une autorité nullement locale à côté de
jurés choisis par leurs confrères, met cette communauté
à part parmi celles qui existent à Poitiers. Le double
pouvoir qui la gouverne occasionne souvent de longues
contestations et de nombreux procès. Si, tout d'abord,
les maîtres restèrent pendant plusieurs siècles en possession de règlements intérieurs dressés par eux, il n'en fut
plus de même après l'apparition de celui de Versailles
qui enleva d'une façon définitive aux communautés de
province les caractères particuliers qu'elles avaient pu
jusque-là conserver.

CHAPITRE II

Les maîtres ont l'habitude de faire une assemblée, qui est générale et obligatoire, tous les ans. Les autres n'ont lieu qu'en cas de besoin. Généralement, ils se réunissent dans les couvents de Poitiers qui appartiennent aux ordres mineurs. On les trouve ainsi chez les Augustins, les Carmes, les Cordeliers et les Jacobins. Ces deux derniers ordres jouissent surtout de la préférence des gens des métiers.

Les chirurgiens ne cessent, à partir du moyen âge, d'avoir comme patrons saint Côme et saint Damien. Les règlements de 1410 défendent de saigner ou de raser le jour de leur fête, sous peine de 5 livres d'amende. Ceux de 1427 ordonnent au lieutenant et aux maîtres de se réunir et d'inviter les officiers du roi à vouloir bien se joindre à eux pour la célébrer. Enfin, chaque aspirant à la maîtrise est tenu, avant de passer ses examens, de verser la somme de 100 sols, destinée au paiement du service divin.

Les statuts de 1571 sont encore plus précis. L'article 9 prescrit dans chaque jurande la création d'une confrérie en l'honneur de Dieu et « des benoîts saint Côme et saint Damien ». Les confrères pourront se réunir, quand besoin sera, pour assister aux offices, en invitant, comme par le passé, les principaux officiers du roi avec le lieutenant, ainsi que les deux jurés du métier. La même somme de 100 sols sera versée par les maîtres après leur réception, afin de subvenir aux frais « de lad. confrairie ad ce que, avec l'ayde de Dieu et d'iceulx glorieux saint Côme et saint Damien, ils puissent plus sûrement ouvrer le corps humain ».

Le règlement de 1711 décrit la façon dont la fête doit se passer. Tout d'abord, les chirurgiens sont tenus, sans qu'il soit besoin de les convoquer, de se rendre à 10 heures du matin dans l'église des Jacobins, pour assister « au service et grand'messe ». L'après-midi, à 3 heures, ont lieu les vêpres, et le lendemain, à 10 heures, le service pour le repos de l'âme des maîtres défunts.

Chaque membre de la communauté est tenu, tous les ans, quand vient son tour, de présenter un pain béni, auquel s'ajoute un gâteau, comme c'est l'usage. Il est aussi tenu d'en faire la distribution, assisté des deux plus jeunes maîtres présents à l'office. Le soir, a lieu un dîner « pour entretenir l'union entre tous ». Les frais de la fête sont à la charge de la communauté ; un second repas a lieu également, mais plus tard, la veille de la fête.

Les statuts de 1723 prescrivent aux prévôts de s'occu-

per des cérémonies. Elles commencent par la célébration des vêpres, le jour qui précède la Saint-Côme. Le
lendemain, rien n'est modifié, sinon qu'un Salut doit être
chanté après les vêpres. Le troisième jour, on célèbre le
service des défunts. Les membres de la communauté sont
obligés d'assister à tous les offices. Quant aux frais, on
les paye au moyen des 2 livres en argent que les maîtres
ou leurs veuves doivent verser comme droit de visite.

Ces sortes de cérémonies ne se passent point toujours
sans donner lieu à quelques incidents. Lors de celle du
9 septembre 1667, deux des plus jeunes maîtres, Jolly et
Boury, présentent l'un les *gâtelets* et l'autre le pain bénit.
Leur confrère Jean Faulcon ayant été reçu après eux
ne manque point de protester (1). On lui répond que le
prêtre est libre de choisir pour cette fonction qui bon
lui semble. Comme il se plaint encore de n'avoir reçu
ni gâteau ni pain béni, il lui est objecté que n'ayant pas
versé les 100 sols destinés à la célébration de la fête, il ne
peut de ce chef rien réclamer.

Tous les chirurgiens sont tenus d'assister aux enterre-
ments de leurs confrères. Il en est de même des aspirants
à la maîtrise qui, à partir de 1723, doivent y aller en
habits décents. Ils sont spécialement convoqués pour la
cérémonie. Les quatre plus jeunes maîtres se placent
autour du cercueil. Les deux plus anciens d'entre eux
tiennent les coins ou cornières du drap mortuaire du
côté de la tête, et les deux autres, ceux de derrière. Les
absents sont frappés d'une amende de 5 sols, d'après les
statuts de 1427.

(1) Min. Marrot jeune, notaire.

Cet usage commun à toutes les maîtrises est fort ancien. Le 9 août 1580, Jehan Colas, maître chirurgien, est enterré dans l'église Sainte-Opportune, sous les bancs qui joignent à la chapelle des Blanchaux (1). A ses obsèques, assistent tous les maîtres « avec d'honnestes personnes de qualité et d'honneur ». A la fin de l'acte mortuaire, le prêtre a soin d'ajouter, ce qui est exceptionnel, *requiescat in pace*. Dans la même église, ont lieu les funérailles de Jarry, que l'on met dans la tombe de Colas. Comme il a été pendant sa vie chirurgien des Cordeliers, le P. Prieur prononce son oraison funèbre en présence « de toute la société des maîtres en chirurgie et d'autres personnes d'honneur ».

La communauté se réunit généralement dans une des salles du couvent choisi pour y célébrer sa fête. Le 15 mai 1585, Abraham Pellejay déclare qu'il s'est présenté chez les Augustins « en une chambre basse où les maistres ont accoustumé s'assembler pour le négoce de leur état » (2). On les trouve, le 14 avril 1614, aux Carmes, occupés à élire les jurés, après avoir assisté au service des défunts (3). Le 7 mai 1627, ils déclarent y avoir célébré leur confrérie, mais que depuis plusieurs années les moines leur ont refusé « tables, sièges et tappis, pour faire distinguer les maîtres d'avec les autres » (4). De plus, ils n'ont pu obtenir un local pour y tenir des assemblées, ce qui les a obligés, à plusieurs reprises, en 1613 et 1619, à les faire aux Jacobins. Un arrêt les ayant astreint à s'assembler chez ces derniers, ainsi qu'à leur fournir

(1) Reg. par Sainte-Opportune.
(2) Min. Guyonneau, notaire.
(3) Min. Royer, notaire.
(4) Arch. Vienne, H. 78.

les chapes et tout ce qui est nécessaire pour la célébration du service divin, ils se décident alors à changer
de couvent.

Les conditions, en vertu desquelles les Pères consentent à recevoir les chirurgiens chez eux, sont inscrites sur
leur registre de comptes, de 1676 (1). Il est dit que pour
la fête de saint Côme, la messe leur sera comptée 7 l. Les
candidats à la maîtrise verseront 12 livres, soit 3 livres après
chaque examen, sauf au second, troisième et quatrième
dont les frais ne se monteront qu'à 30 sols. Le bon moine,
qui croit que son monastère est peut-être frustré par les
aspirants, ajoute qu'un autre acte se passe dans « quelque jardin », ce qui est illégal, car toutes les assemblées
doivent régulièrement se tenir au couvent. Quant aux
maîtres reçus pour la campagne, ils ne donnent en tout
que 30 sols.

Au xviiie siècle, les chirurgiens ne payent le loyer de
leur salle que d'une façon fort intermittente. En 1743 et
1748, ils sont en retard de cinq ans, en 1757, de quatre
et enfin de trois, en 1763. Les services des défunts,
célébrés moyennant 3 livres, subissent souvent un
pareil retard (2). Chaque feu allumé dans la salle est
tarifé 10 sols au xviie siècle, puis 1 livre à partir de
1730.

Le règlement de 1711 prescrit de placer dans la
chambre de saint Côme un tableau contenant les noms
de tous les maîtres, par ordre de réception, afin que chacun d'eux puisse se placer selon son rang quand se tien-
dront les assemblées. Pendant toute leur durée, le silence

(1) Arch. Vienne, reg. 262.
(2) Arch. Vienne, reg. 264.

est de règle quand le lieutenant ou l'un des maîtres a la parole.

C'est dans ce local et non ailleurs que, d'après les statuts de 1730, la communauté se réunit, et cela, à peine de nullité. On y prend toutes les délibérations ayant un caractère général. Là se font aussi les élections des prévôts, la reddition des comptes annuels, les examens et les installations des lieutenants ou des greffiers.

Seul, le lieutenant possède, en principe, le droit de convoquer les chirurgiens. En son absence, ce droit revient au premier juré ou au premier prévôt. Le règlement de 1723 déclare qu'en cas de refus de sa part, les maîtres peuvent, trois jours après, lui envoyer une sommation d'avoir à se présenter avec eux devant le juge de police.

Pour réunir ses confrères, le lieutenant adresse une note au dernier d'entre eux reçu à la maîtrise. Il le prie « de vouloir bien se donner la peine de convoquer tous les maîtres chirurgiens, afin de se trouver le lendemain, à 2 heures après midi, dans la chambre commune au couvent des RR. PP. Jacobins, pour affaires pressantes concernant la communauté » (1). Le billet n'indique point, en général, l'ordre du jour de la réunion.

Les convocations sont parfois l'objet de violentes discussions et même de procès. Un arrêt du Grand Conseil, du 15 juin 1613, ordonne que « Thevet aura l'obligation, chaque fois qu'il sera nécessaire ou qu'il en sera requis, de réunir les chirurgiens au couvent des Jacobins, lieu ordinaire et accoutumé de leurs assemblées. A cette fin,

---

(1) Min. Bourbeau, notaire (2 avril 1696).

il délivrera les bulletins et billets vingt-quatre heures après, en indiquant d'une façon expresse le sujet de lad. assemblée » (1). Les délibérations devront être, en dernier lieu, transcrites sur un registre spécial.

Ce même Thevet ayant été, le 12 janvier 1619, sommé de réunir ses confrères, déclare « que bien que ce soit une forme subrective et indécente, eu égard à sa charge et sans qu'il eut refusé de le faire », donne l'ordre au « dernier maître ayant lettre et non à d'autres » de les convoquer le lendemain aux Jacobins (2). Le 27 octobre 1668, le lieutenant Dardin est également sommé d'avoir à faire une réunion pour nommer des jurés. Sur son refus, il est poursuivi.

Enfin, le 4 août 1755, dans une assemblée qui se tient au sujet d'une affaire concernant Jacques Cirotteau, candidat à la maîtrise, les chirurgiens présents font observer que chaque fois que cette candidature a été discutée, le lieutenant s'est absenté sans aucun motif (3). Aussi, lui envoie-t-on une sommation d'avoir à remettre le dossier qui la concerne.

Des convocations peuvent être adressées, en vertu des statuts de 1723, aux veuves de maîtres, aux apprentis, aux compagnons et aux autres personnes soumises à la juridiction du lieutenant. Tous sont tenus d'assister à l'assemblée, sous peine d'une amende à établir par le lieutenant de police.

Le dernier chirurgien reçu porte au domicile de ses confrères les bulletins qui les convoquent. Parfois, il

(1) Arch. Vienne, D. 11.
(2) Min. Chesneau (Daniel), notaire.
(3) Arch. Vienne, f. *Soc. Ant. Ouest.*

est tenu de certifier qu'ils ont été remis à chacun d'entre d'eux ainsi qu'au greffier. Le 15 mars 1585, Abraham Pellejay l'ayant reçu d'un autre, réclame l'annulation de l'assemblée, un tel acte étant contraire aux usages (1). De même, le 15 septembre 1640, Jean Poitevin, second juré, accuse Guillaume Cochet de lui avoir fait remettre un bulletin par son frère qui n'est pas le dernier maître reçu (2). En conséquence, il considère la convocation comme illégale.

Le lieutenant préside de droit les réunions, et, à son défaut, chacun des maîtres présents, selon son rang de réception. Cependant, si l'un d'eux veut faire une proposition qui vise le président, celui-ci est tenu de se retirer. Un fait semblable s'étant passé, le 26 août 1696, le procureur du roi vint lui-même assurer la police de l'assemblée.

Quand celui qui doit présider appartient à la religion réformée, il n'est point toujours reçu avec aménité par les Jacobins (3). Le 21 novembre 1642, Josué Trotin se voit d'abord refuser l'entrée du couvent. Après s'y être introduit par force, en protestant avec violence et en insultant les moines, ceux-ci le renferment sous clef dans la salle Saint-Côme. Quand il en est sorti, il va se plaindre au procureur du roi.

L'assemblée une fois constituée, le lieutenant doit prendre la première place. Après lui, viennent les jurés ou les prévôts, le doyen, puis les maîtres par rang d'ancienneté. Ces derniers sont tenus de porter honneur et

(1) Min. Guyonneau, notaire.
(2) Min. Bourbeau, notaire.
(3) Min. Dubois, notaire.

respect aux membres du bureau ainsi qu'à tous leurs confrères. Ceux d'entre eux qui se rendront coupables « de
paroles injurieuses seront exclus de la chambre pendant
trois mois et ne pourront y revenir pour quelque cause
que ce soit ». De plus, le délinquant ne devra lever
aucun appareil posé par lui, sans y appeler un autre chirurgien.

Le président expose d'abord l'affaire à traiter au cours
de la réunion. Ensuite, chaque membre, à l'appel du
greffier, prend la parole quand son tour est venu. C'est
le dernier reçu qui commence. Les statuts de 1730 les
mettent tous dans l'obligation de répondre aux questions
posées, sous peine d'une amende de 5 livres la première
fois, de 20 livres la seconde et, en cas de récidive, d'être
privés des émoluments ordinaires que leur versent les
candidats à la maîtrise. Les avis sont ensuite recueillis, à
commencer par les jurés ou prévôts, le doyen et les plus
anciens maîtres. Le lieutenant donne le sien en
dernier lieu ; puis, après avoir compté les voix, proclame
le résultat de la délibération.

Les décisions, prises à la majorité des voix, sont inscrites sur un registre spécial que tous doivent signer,
sous peine de trois mois d'exclusion. Cependant, il est
loisible à ceux dont elles ne représentent point les opi-
nions de formuler une opposition par écrit dans les
vingt-quatre heures qui suivent.

Parfois, les membres de l'assemblée se divisent en
fractions opposées les uns aux autres, formant ce que l'on
appelait « des brigues ». En général, les anciens sont
d'un côté, tandis que les jeunes se groupent autour d'un
autre jeune qu'ils désignent pour leur lieutenant. Après

avoir échangé des insultes et même des coups, les partis s'intentent des procès qui vont se terminer devant le Conseil du roi. Le 19 septembre 1619, l'assemblée est ainsi divisée : d'un côté, le lieutenant avec quatre membres, tandis que huit autres leur sont opposés. Ces derniers, qui forment ainsi une « brigue », se mettent à délibérer sous la présidence du premier juré, ne voulant même pas admettre le greffier parmi eux.

En dehors des assemblées générales, les statuts de 1723 et de 1730 en créent d'autres plus restreintes. Elles comprennent le lieutenant, les prévôts, le doyen et le greffier. Ils doivent les tenir chaque lundi pour s'occuper de tout ce qui comprend « la police et la discipline des maîtres, des veuves, des apprentis, des garçons et de toutes les personnes qui lui sont soumises ». Si parmi les affaires en discussion, il s'en trouve une importante, les chirurgiens sont tenus de se réunir sous peine de 3 livres d'amende pour les absents qui n'ont pas d'excuses.

La communauté possède deux registres, l'un qui sert à l'inscription des actes d'apprentissage et de réception à la maîtrise, et l'autre à l'enregistrement des délibérations ainsi qu'à la copie de différents actes. Ce dernier ne doit avoir aucun blanc. Chaque page est parafée par le lieutenant, sous peine de 50 livres d'amende au greffier.

Tous les papiers et titres, à l'exception du registre du greffier qui le garde trois ans chez lui, sont placés dans un coffre muni de trois serrures.

La clef de la première est remise au lieutenant, celle de la seconde au plus ancien juré ou prévôt, et celle de la troisième au greffier.

Ce règlement n'est point toujours suivi d'une façon

bien correcte. Le 21 janvier 1632, Jehan Chicard, « juré et garde du corps des maistres », en réclame une au lieutenant pour la remettre au greffier (1). Le 16 juillet 1640, c'est le lieutenant qui, à son tour, en est dépossédé par les jurés, sous prétexte qu'ils sont dans l'obligation de faire réparer les serrures du coffre (2). On les accuse alors d'agir de la sorte, dans le but de disposer plus facilement et à leur gré, des archives qu'on y renferme.

Au xvii⁰ siècle, toute la communauté doit donner « son avis et consentement » chaque fois que l'ouverture du coffre est reconnue indispensable. En 1658, le troisième juré ayant conservé une des clefs au lieu de la remettre au greffier, douze des maîtres protestent contre cet abus (3). Ils obtiennent, le 27 novembre de cette même année, un arrêt du Grand Conseil qui maintient leur droit.

Les questions financières préoccupent toujours d'une façon toute spéciale les maîtrises et jurandes. Jusqu'au xviii⁰ siècle, les premiers jurés s'occupent des recettes et des dépenses qu'ils soumettent au contrôle de toute la communauté. L'édit de 1723 réserve les fonctions de receveur au second prévôt. S'il reste créancier après la reddition de ses comptes, la dette est répartie par portions égales entre tous les maîtres un mois après, et les sommes sont recouvrées au bout de trois autres mois. Les statuts de 1730 ne modifient en rien cette façon d'agir.

Les deniers de la bourse commune servent à l'ac-

(1) Min. Royer, notaire.
(2) Min. Bourbeau, notaire (16 juillet 1641).
(3) Min. Perronneau, notaire.

quittement des charges ordinaires et annuelles de la communauté. Il en est fait un état, arrêté d'abord par tous les maîtres, puis ensuite homologué par le juge de police, sur les conclusions du procureur du roi. En cas d'excédent, il n'est permis de le dépenser qu'après une délibération homologuée comme précédemment. Le premier de ces magistrats reçoit alors 6 livres et le second 4 livres.

Les emprunts, comme les remboursements, se décident en assemblée générale et sont eux aussi homologués, à partir de 1723, par le lieutenant de police. En général, les premiers se font pour acquitter les emprunts nécessités par des procès, par l'achat de différentes charges, ou enfin, par les taxes qu'imposent la municipalité ou le roi.

Le 22 janvier 1631, les chirurgiens empruntent 300 livres, afin de soutenir un procès contre le maire. Le 8 août 1674, Bironnet, en qualité de lieutenant, prête 520 livres à sa communauté (1). Une autre somme de 525 livres est empruntée le 4 juillet 1688 (2). Elle est restituée le 27 août 1696 (3).

Une somme de 950 livres, destinée à couvrir certains frais de poursuites, est remboursée le 7 octobre 1698 (4). Parfois, les emprunts sont fortement discutés (5). Le 20 octobre 1689, six des maîtres sur dix s'opposent à un emprunt de 160 livres. Ils veulent en connaître l'emploi,

(1) Min. Bourbeau, notaire.
(2) *Id.*
(3) Min. Dubois, notaire. — Min. Rullier, notaire. Le 16 octobre 1689, on rembourse 509 livres à Jean Faulcon.
(4) Min. Rullier, notaire.
(5) En 1692, le 1er octobre, il est fait un emprunt de 1.000 livres. (Min. Decressac, notaire.) Le 4 juin 1692, deux autres de 261 livres et de 350 livres au chirurgien Bironnet.

tout en se réservant d'accepter ou de refuser les comptes de fin d'année.

Après l'emprunt de 1.900 livres, fait en 1692, pour l'achat de deux charges de jurés royaux, il leur faut encore se procurer une somme de 900 livres, le 6 mai 1695, afin de payer des taxes imposées par le roi. Vient ensuite un second emprunt de 2.000 livres, le 16 octobre 1698, et un troisième de 200 livres (1). Ce dernier est consenti par les religieuses de Sainte-Catherine.

Une délibération des chirurgiens, du 29 février 1761, nous fait connaître une partie des emprunts émis au xviiie siècle par leur communauté. On y trouve :

1º Le 20 juin 1720 : une rente de 320 livres au principal de 16.000 livres (2). Elle est faite à raison du denier cinquante, c'est-à-dire à 2 %. Le prêteur est René Berland, chancelier de l'Ordre de Malte. Il s'agit d'un emprunt de liquidation ;

2º Le 28 juin 1737, une rente de 62 livres au principal de 1.250 livres, due à Maurat, chirurgien (3).

3º Le 29 janvier 1748, une rente de 57 l. 10 s. au principal de 1.150 livres, due au même (4) ;

4º Le 25 novembre 1758, une dernière de 200 livres à cause d'un emprunt de 4.000 livres consenti par le nommé Bernier (5).

---

(1) Min. Guill., Decressac, notaire. — Min. Rullier et Marrot, notaires.
(2) Le 20 mars 1720, ils empruntent à Marguerite Cholois Vve de J. Vaudrin, la somme de 14.600 livres, avec intérêt de 486 livres 18 sols, pour rembourser diverses dettes. Ainsi que les chirurgiens, nombre de corporations, comme le présidial et le tribunal de commerce, réduisent à 2 % les arrérage de leurs emprunts.
(3) Min. Baudoin, notaire.
(4) Min. Brunet, notaire.
(5) Min. Darbez, notaire. En plus des dettes de 1761, nous en trou-

En résumé, les dettes des maîtres chirurgiens attei-
gnent, à cette date, 22.400 livres. Les recettes qu'ils
peuvent encaisser sont insuffisantes pour arriver à les
éteindre. Le 28 juin 1750, le doyen propose d'y employer
les sommes versées par les candidats à la maîtrise (1).
Seuls, le lieutenant, les prévôts et le doyen, conserveront
les 40 sols qu'ils reçoivent comme droits particuliers.
Cette proposition est acceptée, mais seulement quand
il s'agira de ceux qui voudront s'établir à Poitiers
et non pour les autres (2). Par malheur, deux maîtres
ayant refusé de faire abandon de ce qui leur revenait
pour les examens, la proposition dut être abandonnée.
Chacun se trouva ainsi obligé de participer par portions
égales au paiement d'une rente de 320 livres.

Des refus de cotisation se rencontrent parfois au xviii⁰
siècle, époque à laquelle les dettes sont assez importantes. Le 15 avril 1710, la communauté obtient un arrêt du présidial contre Faulcon et Boucault. Elle les
oblige à verser chacun 28 l. 5 s. pour l'amortissement
d'un emprunt. Le 17 mars 1729, les prévôts demandent
au lieutenant de bien vouloir réunir les maîtres afin d'obtenir d'eux la permission de poursuivre quatre de leurs
confrères qui ne veulent verser aucune cotisation (3).
En cas de refus de sa part, la réunion se fera quand
même dans les trois jours, conformément aux statuts
Il répond qu'elle aura lieu le mardi suivant et ajoute

vons plus de 700 livres à l'église de Saint-Cybard, en 1740. (Arch.
Vienne, G. 86.)
(1) Arch. Vienne, f., *Soc. Ant. Ouest.*
(2) Arch. Vienne, Greffe civil du présidial.
(3) Arch. Vienne, E., nᵒ 226.

3

qu'il ne veut à aucun prix prendre part aux procès et aux cabales qui existent entre ses confrères.

Certains maîtres, aussitôt reçus, refusent d'accepter la part qui leur incombe dans les dettes de la communauté. Pour éviter cet ennui, on les oblige, par écrit, à s'en rendre solidaires, avant de les admettre à prêter serment. Le 23 août 1733, quatre d'entre eux s'engagent ainsi à participer au paiement d'une rente de 35 livres (1). Le 21 janvier 1761, Hyacinthe Grivet approuve et ratifie, aussitôt sa réception, tous les contrats passés jusqu'à ce jour, après en avoir écouté la lecture. Il consent à les exécuter « comme sy lors et au temps de leur apparition il eut été maître » (2). Il ne s'engage au paiement du capital et des arrérages, « qu'autant qu'il sera dans le corps et communauté des maîtres chirurgiens ». De toute façon, sa femme et ses enfants en demeureront déchargés.

Quelques années plus tard, on n'attend plus la fin des examens pour prendre cette sage mesure. C'est avant de les passer que le candidat doit s'engager à payer sa part des dettes. Le 7 janvier 1764, Pierre Chein, après lecture des contrats indiquant les rentes dues, « déclare les approuver et ratifier (3), consent à ce qu'ils soient exécutés par lui et la communauté, s'engage à en payer les arrérage échus et à échoir ».

Les chirurgiens n'ont à leur actif que deux rentes dues par le roi. L'une de 15 livres et l'autre de 20 livres provenant, la première, de l'achat des offices d'inspecteurs-contrôleurs de la communauté, et la seconde, d'audi-

(1) Min. Bourdon, notaire.
(2) Arch. Vienne, f., Sor. Ant. Ouest.
(3) Min. Jacques Darbez, notaire.

teurs-examinateurs des comptes créés par les édits de
1691, 1710, 1734 et 16 février 1742.

Le budget des chirurgiens établi, le 3 mars 1750, pour
l'année qui vient de s'écouler, nous donne les chiffres
suivants :

Recettes.	130 l. en huit articles.
Mises.	70 l. 8 s. 6 d.
Reste.	59 l. 11 s. 6 d.

Cette somme est remise par le receveur Maurat entre
les mains de Delavault qui, en qualité de successeur, lui
en donne décharge.

Ce dernier reçoit en outre, avec les clefs du coffre,
un billet dû par Cotherau, chirurgien à Jaulnay (1).
En plus, quatorze quittances, parmi lesquelles une de
120 livres, du 13 mars 1740, signée Marrot ; une seconde,
de 296 livres 16 sols, du 4 septembre 1750, signée
Chaillou ; une troisième de 39 livres 13 sols, du 16 novembre 1750, signée Rollon ; une quatrième de 21 livres
6 sols, du 24 décembre de la même année (2). Toutes
sont mises aux archives. La reddition des comptes terminée, les maîtres s'en vont dîner ensemble, selon l'usage,
aux frais de la communauté.

En résumé, l'administration intérieure de la communauté des maîtres chirurgiens de Poitiers connut nombre
de périodes difficiles. Des discussions, des disputes
plus ou moins violentes, et enfin des procès vinrent à
maintes reprises la troubler. Les lieutenants, dans

(1) Min. Jacques Darbez, notaire.
(2) Arch. Vienne, f., *Soc. Ant. Ouest.*

plusieurs occasions, manquèrent d'autorité et se virent obligés de comparaître avec leurs subordonnés devant les tribunaux.

D'un autre côté, les dettes occasionnées, surtout par de nombreux procès, rendirent parfois la situation financière fort difficile. De là, de continuels tiraillements et un manque d'entente presque constant entre les chirurgiens dans l'administration de leur communauté.

CHAPITRE III

L'APPRENTISSAGE EN CHIRURGIE.

Obligation de l'apprentissage. — Les maîtres seuls peuvent avoir des
apprentis. — Leur état social. — Leur âge. — Durée de l'apprentissage.
— Ses prix très variables. — Les locatifs, compagnons, ou garçons. —
Les devoirs qu'ils ont à remplir à l'égard des maîtres. — Apprentissage
dans les hôpitaux. — Immatriculation des apprentis. — Les certificats
de sortie.

Les statuts de Jean de Berry parlent à peine de l'apprentissage. Ils se contentent de dire « qu'aucun barbier
ne doibt oster ou soubstraire à ung autre barbier son
apprentiz ou varlet, sous peine d'un marc d'argent ».
Ceux de 1427 le rendent obligatoire, ainsi que le règlement de 1571, qui exige qu'on le termine avant d'être
admis aux examens.

L'ordonnance de janvier 1692 spécifie, pour la première fois, qu'il doit durer au moins deux ans chez les
maîtres ou dans les hôpitaux.

Le règlement des chirurgiens de Poitiers, du 16 novembre 1711, oblige les maîtres à n'avoir qu'un seul apprenti à la fois. Toutefois, quand ce dernier aura passé
un an et demi dans la pratique de son art, ils pourront
lui en adjoindre un second (1). Nous verrons que cet
usage était pratiqué depuis fort longtemps.

L'édit de Versailles, de 1723, répète ces précédentes

(1) Min. Bourbeau, notaire. — Le 11 avril 1671, les maîtres protestent
contre leurs confrères qui ont deux ou trois apprentis. (Min. Régnier,
notaire.)

prescriptions. Les chirurgiens qui en auront deux, seront passibles d'une amende de 50 livres. De plus, les brevets d'apprentissage devront être enregistrés au greffe de la communauté, moyennant un versement de 10 livres à son profit et de 3 livres au profit du greffier. Le règlement de 1771 maintient ces dispositions.

La mort du chirurgien oblige l'apprenti à se retirer, car si la veuve du maître a le droit de continuer l'exercice de sa profession, elle ne peut en garder un avec elle. Le 4 avril 1666, Gilles Mathé, après être resté quatorze mois chez Pierre Thévenet, se voit obligé de continuer chez Jean Boucault pendant dix-huit mois, et de lui verser 100 livres, plus 1 livre pour « la matricule » sur le registre de la communauté (1). Il est vrai que plusieurs années après, le 24 février 1674, Catherine Cothereau, veuve de Jean Monnet, donne à ferme pour cinq ans à Pierre Guignard « le droit et privilège qu'elle a d'exercer ou faire exercer la chirurgie, et même d'avoir apprentifs et locatifs » (2). Nous avons tout lieu de croire que de telles prétentions étaient exagérées, si nous nous en rapportons aux statuts.

Au commencement du xviiie siècle, les apprentis chirurgiens sont peu instruits, si nous en croyons les médecins de Poitiers (3). Le 16 février 1729, ils écrivent à la Faculté de médecine de Paris : « Les apprentis chirurgiens dans les provinces n'apprennent pendant leur apprentissage qu'à faire des barbes, car ce sont les maîtres qui vont dans les maisons pour saigner et faire les panse-

(1) Min. Marrot, notaire.
(2) Min Duchasteigner, notaire.
(3) Arch. Vienne, Reg. 8. I.

ments. Les apprentis n'y vont jamais. Ils peuvent faire
par hasard quelques saignées à la boutique, et enfin,
après trois ou quatre années d'absence, s'établir dans les
campagnes pour en augmenter, par leur ignorance, la
misère publique. »

Quand, le 23 avril 1743, une déclaration royale vient
obliger « les aspirants en chirurgie » à se munir de la
maîtrise ès arts, nous voyons ces mêmes médecins se
joindre à ceux de la Faculté de Paris pour protester, du
reste sans succès, contre une pareille atteinte à leur profession (1). Au surplus, la déclaration de Versailles du
8 mai 1772, enregistrée au Conseil supérieur de Paris,
le 23 juillet suivant, après avoir exigé les deux ans de présence chez un même maître, rend applicable à toute la
France l'édit de mai 1768, qui institue des cours profes-
sionnels dans les villes de province (2). Elle défend, en
outre, aux chirurgiens de prendre des apprentis, s'ils ne
font pas partie d'une communauté.

Les contrats d'apprentissage se passent généralement
chez les notaires. Il nous a été donné, en parcourant les
anciennes minutes de ceux de Poitiers, d'en rencontrer
plusieurs centaines. On y trouve à peu près toujours les
mêmes formules avec de très rares variantes. Si, généralement, ces contrats sont passés dès le début de l'apprentissage, il arrive, quoique rarement, que les parties
contractantes veulent attendre quelques mois. Elles
désirent, sans aucun doute, avoir l'assurance que le
débutant se complaît dans l'exercice de la profession qu'il
désire apprendre. Dans d'autres cas, c'est le maître qui,

(1) Arch. Vienne, D 14.
(2) Arch. Vienne, gref. civil de Châtellerault, I. 420.

de son côté, désire se rendre compte de la bonne volonté
et de la bonne tenue du jeune homme qu'il introduit
chez lui. Ainsi, Mathieu Chevalier, né à Civray, entre
chez Jean Poitevin, maître chirurgien à Poitiers, le
10 décembre 1640 (1). Cependant, son acte d'apprentissage n'est daté que du 5 mai de l'année suivante.

Les familles des apprentis appartiennent à des milieux
sociaux fort différents. Tout d'abord, on les rencontre, ce
qui est assez naturel, dans les professions touchant à l'art
de guérir (2). Parmi les fils de médecins, nous trouvons
Mathurin Berger, demeurant à Bellac, en 1634 ; David
Lussault à Niort, en 1670 ; François Tardieu, à Saint-
Junien, en 1675 (3). Le premier ne vient à Poitiers que
pour un an afin d'y terminer son apprentissage (4).

Les enfants de l'apothicaire Mathurin Demairé et de
son confrère Pioger se livrent également à l'étude de la
chirurgie (5). Nombre d'autres, surtout parmi ceux de
la campagne, suivent leur exemple.

Les chirurgiens de Poitiers, de même que des environs, placent leurs fils chez les confrères voisins (6). Ceux
de la campagne travaillent souvent dans leur pays. Ils ne
restent guère dans les villes, que le temps nécessaire
pour finir leur instruction.

Parmi les fils de bourgeois, nous rencontrons des

(1) Min. Chollet, notaire.
(2) Arch. Vienne, D 11.
(3) Min. Pommeray, notaire (1er avril 1634). — Min. Cailler, notaire
(8 juillet 1670). — Min. Duchasteigner, notaire (29 juin 1675).
(4) Min. Herbaubeau, notaire.
(5) P. Rambaud, « la Pharmacie en Poitou » (Mém. Soc. Ant. Ouest,
t. XXX, 2e série.)
(6) On trouve ainsi des fils de pâtissiers, hôteliers, bouquetiers, ma-
çons, tailleurs de pierres, gantiers, libraires, bonnetiers, selliers, orfèvres,
cuisiniers, maréchaux, vétérinaires, etc.

jeunes gens dont les pères sont des notaires de campagne, ou de modestes fonctionnaires, comme sergents royaux ou huissiers, commis aux aides, receveurs des décimes, procureurs, appréciateurs ou commissaires priseurs, etc. La plupart d'entre eux n'habitent point Poitiers.

On trouve des apprentis placés chez les maîtres par des gens avec lesquels ils sont plus ou moins apparentés. Ainsi, le 24 mai 1655, Nicolas Marrot prieur de Marnay, fait apprendre la chirurgie à son frère Louis. De même, René Cotelle, curé de Saint-Saturnin-lès-Poitiers, le 11 janvier 1673 (1). Le 27 janvier 1674, une modeste servante, Marie Patrault, met le sien en apprentissage (2). Ces exemples de bonne fraternité n'étaient point autrefois très rares.

Quelques personnes riches considéraient comme une charité de permettre à des jeunes gens d'apprendre la chirurgie. Le 20 décembre 1652, Anne du Plessis, veuve de Louis de Goret, agit de la sorte à l'égard de son serviteur Léonard Brunet (3). Le 5 janvier 1685, Louis Mayaud, éc., s^r de Lugny, paye l'apprentissage de Jacques Darcourt (4). Jacques Garnier, trésorier de Saint-Hilaire, de même que les moines de l'abbaye de Colombier, pratiquant ce genre de charité (5). Il serait facile, au reste, d'en citer de nombreux exemples.

Certains maîtres désireux de récompenser des personnes qui leur ont été longtemps attachées, payent,

(1) Min. Depardieu, notaire. — Min. Gaultier, notaire.
(2) Min. Gaultier, notaire.
(3) Id.
(4) Min. Aubineau, notaire.
(5) Min. Maxias et min. Chollet, notaires.

pour les en récompenser, l'apprentissage de chirurgien
à l'un de leurs parents.

En 1586, René Boynet écuyer, s^r de la Boule, déclare
qu'il met Pierre Delaplanche chez Porcher et qu'en lui
versant une pension, « il agit par libéralité, en souvenir
qu'il a de la défunte mère dud. Delaplanche et pour
luy bailler de pouvoir honnestement gagner sa vie
entre les gens de bien et d'honneur » (1). Le 8 juillet
1676, la sœur de Jean Malleray agit ainsi envers René
Guillot qui est resté en qualité de serviteur chez son
frère Josué, jusqu'au décès de ce dernier (2). De même
en 1696, Charles Paillaud, prieur de Vendœuvre, entend récompenser de la sorte les services que lui a rendus
Marc Clerté (3). Enfin, François de Branville, écuyer,
s^r de la Boninière, désireux de bien placer son fils naturel
François de Branville, le met chez Isaac Jolly (4). Il
en est ainsi pour d'autres enfants naturels.

Les apprentis originaires de la ville de Poitiers ne
sont pas très nombreux, en dehors des fils de maîtres. Il
en vient surtout du Haut ou du Bas-Poitou (5) ; quelques-uns sont originaires de la basse Marche (6). Ces derniers ne se placent souvent que dans le but de terminer
un apprentissage commencé chez eux.

L'âge des débutants est fort variable : il oscille entre

(1) Min. Herbaudeau, notaire.
(2 Min. Cailler, notaire.
(3) Min. Royer jeune, notaire.
(4) Min. Maxias, notaire.
(5) On en trouve de Nouaillé, Montreuil-Bonnin, Chauvigny, Morthe-
mer, Charroux, Vouneuil-sur-Vienne, la Ferrière, Usson, Couhé-Vérac,
La Trimouille, Latillé, Saint-Savin, Mirebeau, Saint-Maixent, Bressuire,
Loudun, Pouzauges, Maillezais, etc.
(6) Nous citerons Le Dorat, Magnac-Laval, Villefagnan, Bellac, Le
Blanc, Saint-Gaultier, Rochechouart, etc.

15 et 20 ans. En général, on le rencontre surtout entre
16 et 18.

Les contrats d'apprentissage se passent, comme
nous l'avons dit, par-devant les notaires. Cependant, au
xviii° siècle, on en rencontre un peu moins. L'apprenti
est tenu d'*apprendre le mieux qu'il pourra* l'art, le métier,
la profession ou le service de chirurgien barbier pendant
un certain temps qui, généralement, est fixé à deux
années. On le trouve, quoique rarement, porté à trois.
Quand il s'agit simplement de le compléter, sa durée
varie depuis six mois jusqu'à dix-huit. La moyenne
de douze est celle qui se rencontre le plus souvent.

Le maître est tenu de montrer à l'apprenti son art de
chirurgie le mieux qu'il lui sera possible, le loger, nourrir,
héberger et traiter humainement. Parfois, il est spécifié
qu'il mangera à sa table les fêtes et dimanches comme
les jours ouvrés (1). Certains marchés portent que le débutant aura droit au blanchissage d'une façon régulière.
D'autres, au contraire l'autorisent mais seulement, quand
la maîtresse de la maison fera « la buhée », ou lessive,
ce qui parfois n'arrivait qu'une fois l'année.

Les chirurgiens ne doivent point vêtir leurs apprentis.
Le 8 octobre 1636, Armel Porcher spécifie que le père de
Philippe Demorthemer « sera tenu de le vestir, habiller
et entretenir d'habits et de choses nécessaires » (2).
Dans nombre de métiers, il en est autrement.

Comme nous avons vu, l'apprenti malade va chez lui
se faire soigner ; mais à son retour, il doit remplacer le

---

(1) Des maîtres refusent, en cas de maladie, de nourrir et d'héberger
leur apprenti tant qu'il ne sera pas guéri.
(2) Min. Bourbeau, notaire.

temps perdu. Le 23 décembre 1631, année pendant laquelle la peste dévaste Poitiers, le chirurgien Etienne Bonnay, en prenant Michel Dumas, fait insérer dans son contrat une clause en vertu de laquelle ce dernier s'en ira s'il tombe malade (1) ; une fois guéri, il terminera son apprentissage en tenant compte du temps de son absence.

Certains parents, pour éviter des procès ou dans la crainte de perdre l'argent versé à l'avance au maitre, ont soin de spécifier que s'il se présente des cas particuliers rendant impossible la continuation de l'apprentissage, il cessera de plein droit. Ainsi, l'avocat Jehan Thorin déclare, le 29 novembre 1692, que si son fils Pierre qui entre chez Boislève, « ne se trouvoit propre à aprendre led. art de chirurgie et qu'il voulut sortir hors la maison dud. Boislève, faire le pourra dans troys moys et ne seroit tenu de payer qu'au prorata du temps. Mais, les troys moys passés sera tenu rester et parachever son apprentissage, sous peine de dommages et intérêts » (2). A vrai dire, les clauses de ce genre sont plutôt rares.

Le prix de l'apprentissage est variable suivant les époques. En général, sa durée n'a aucune influence à cet égard, sauf quand il s'agit de le compléter. Pour deux années, les contrats portent depuis 100 ou 120 livres jusqu'à 240 livres. La somme de 200 livres semble être la plus commune avec celle de 150 livres. En 1595, la gratuité est accordée pour un engagement de trois ans avec un dédit de 60 livres en cas de départ anticipé (3.)

(1) Min. Chasteigner, notaire.
(2) Min. Daniel Chesneau, notaire.
(3) Min. André Chaigneau, notaire.

Enfin, une clause qui, cependant, nous semble assez na-
turelle, est insérée dans l'acte passé par Nicolas Parent
de Latillé, pour son fils (1). Si ce dernier vient à mourir avant dix-huit mois, la somme versée à son maître lui
sera acquise, mais il ne pourra rien réclamer en plus.

Les paiements s'effectuent généralement en deux fois,
la moitié ou environ en entrant, et le reste un an plus
tard. Le second versement n'a lieu que bien rarement
à la fin de l'apprentissage. Tous les deux se font en
argent ou très exceptionnellement en marchandises.
En 1657, le chirurgien Audard, de Jaulnay, en plaçant
son fils chez Torade, ne lui verse que 100 livres, mais lui
promet une pipe de vin et sept septiers de froment (2).
Les marchés de ce genre sont exceptionnels, de
même que le pot-de-vin versé à la femme du maître (3).
Le 30 août 1699, Jean Lestoré fait cadeau d'une pistole
valant 10 livres à la femme de Degenne.

Dans nombre de métiers, les apprentis sont tenus de
se procurer les outils nécessaires à leur profession. Il
en est rarement ainsi chez les chirurgiens. Pourtant,
le 29 avril 1678, Joseph Rabilhac, fils d'un apothicaire
de Magnac, entre pour une année chez Faulcon (4).
Ne devant qu'y terminer son apprentissage, il est obligé
de fournir les instruments de son art.

Tout chirurgien a le droit de prendre, en plus de son
apprenti, un second employé ayant au moins un an et
demi d'exercice. On lui donne les noms de locatif, com-

(1) Min. Bourbeau, notaire.
(2) Min. Royer, notaire.
(3) *Id.*
(4) Min. Gaultier, notaire.

pagnon, ou garçon. A vrai dire, on ne tient guère compte dans la pratique des prescriptions imposées par les règlements. Certains de ces individus n'ont que six ou huit mois de stage, tandis que d'autres en comptent trois années.

Le 4 septembre 1629, Jacques Morizet, natif d'Orléans, ayant habité trois ans chez un maître, s'engage cependant à rester dix-huit mois dans la boutique de Pierre Demayré (1). Il lui versera une somme de 80 livres, son désir étant de se rendre encore plus capable dans son art.

Les conditions générales de ce genre tout spécial d'apprentissage sont les mêmes que celles exigées des débutants. Seuls, les prix diffèrent sensiblement. Ainsi, Junien Poulliod, fils d'un chirurgien de Saint-Junien, entre chez Plassais qui sera tenu « de lui enseigner, du mieux qu'il lui sera possible, son art de chirurgie pendant un an » (2). De son côté, Laury Poulliod père devra, le 13 avril 1673, verser à son confrère une somme de 60 livres.

Les prix demandés pour une fin d'apprentissage sont plus ou moins en rapport avec sa durée. Ainsi, pour une période de douze mois, ce qui est assez habituel, les versements vont depuis 30 livres jusqu'à 124 livres. Les prix réclamés varient surtout entre 50 et 80 livres. Les paiements ont lieu, comme à l'habitude, moitié en entrant et le reste à la fin de la première moitié du temps convenu, en vertu d'un engagement pris devant notaire.

1) Min. Johanne, notaire.
(2) Min. Perronnet, notaire.

Nous n'avons rencontré qu'un seul apprentissage accordé à titre gratuit. C'est celui de Bonneau qui a lieu chez Jean Fourré, à partir du 20 mars 1595 (1). Il est vrai qu'il s'engage à rester 5 ans chez son patron et à lui verser 80 livres, en cas de sortie, avant ce temps écoulé.

L'apprenti doit servir fidèlement son maître et « au mieux qu'il lui sera possible » (2). Il est tenu de l'écouter, de croire ce qu'il lui dira, tout en le respectant ainsi que sa femme et ses enfants. Il ne pourra s'absenter sans sa permission expresse et l'abandonner sans encourir les risques d'être arrêté. On peut toutefois le renvoyer en cas de maladie.

Le 4 mai 1767, Etienne Le Chasseux veut que Jean Sallé, qu'il qualifie du titre d'élève, soit docile à ses re- remontrances, « assidu à lire et à écrire les auteurs qui lui seront indiqués, sans rien négliger pour se perfectionner dans l'art de chirurgie » (3). Ces conditions ne se rencontrent que fort rarement.

Des chirurgiens désireux d'avoir chez eux des jeunes gens instruits leur consentent un apprentissage gratuit. Le 27 février 1775, les *Affiches du Poitou* publient une annonce de Texereau, professeur d'anatomie à l'Ecole royale académique de Peinture de Poitiers. Il offre de nourrir et de loger gratuitement le temps ordinaire, un

(1) Min. Guyonneau, notaire.
(2) Contrat Thévenet et Gaudin (25 juin 1620). — Min. Chollet, notaire. — Min. D. Chesneau, notaire.
(3) Le Chasseux autorisait son apprenti François Licieux à suivre les cours de philosophie pour la maîtrise ès arts. Il exigeait que son père l'entretînt de vêtements « honnêtes et convenables » (Min. Duchastegnier, notaire.)

jeune homme de bonnes mœurs, désireux d'être élève dans sa maison. Il exige seulement, pour cela, qu'il soit reçu maître ès arts, se flattant d'en faire un sujet capable s'il répond à ses soins.

L'apprentissage en chirurgie peut également avoir lieu dans les hôpitaux dirigés soit par des laïcs, soit par des religieux. Ceux de Poitiers appartenant à la première de ces catégories, n'ont point l'habitude d'en avoir. Toutefois, nous voyons admettre, le 2 février 1793, à l'Hôtel-Dieu le fils de Guignard, tailleur d'habits (1). Il devra coucher et manger chez son père, mais sera tenu de rester à l'hôpital un temps déterminé afin d'obtenir le certificat qu'il est d'usage de donner aux apprentis lors de leur sortie.

Les Frères de la Charité prennent aussi parfois des apprentis dans leur hôpital Saint-Louis. En septembre 1682, la veuve Guéneau y place son fils, moyennant la somme de 102 livres (2). Jean Lechallier débute de la sorte, avant d'aller, le 17 juillet 1691, chez le chirurgien David Mesnard, pour seulement trois mois, à raison de 30 livres.

Lors de son entrée chez un maître, tout apprenti est tenu de se faire immatriculer sur le registre de la communauté. Cette obligation entraîne le paiement de 5 livres, comme le porte le règlement de 1721. Au suplus,

---

(1) Guignard (René), né à Poitiers le 2 avril 1779, reçu officier de santé le 21 vendémiaire an XIII, et docteur en chirurgie, le 11 juin 1813. Nommé professeur de clinique externe à l'Ecole préparatoire de médecine, le 11 juin suivant, à la place de Gaillard ; mort le 13 novembre 1833. (P. Rambaud, « l'Ecole de médecine de Poitiers à ses débuts », Arch. médico-chirurgicales du Poitou, année 1907.)

(2) P. Rambaud, « l'Assistance publique à Poitiers » (Mém. Soc. Ant. Ouest, t. VII, 3e série, p. 312).

ce droit varie selon les époques. Au xviie siècle, il est de 6 livres. En 1754, on le porte à 13 livres.

L'apprentissage terminé, le maître est tenu de délivrer au sortant un certificat constatant le temps qu'il a passé chez lui, ainsi que la bonne exécution des engagements auxquels il était astreint. Le 10 décembre 1593, Etienne Jarry, chirurgien et barbier, déclare à tous qu'il appartiendra que Denis Marnef, fils de Pierre, « a esté et demeuré en sa maison en apprentissage on dit estat de chirurgien et barbier et icelluy practiqué avec ledit Jarry le temps et espace de troys ans, comme il estoit tenu par son contract (1). S'en contente et en acquitte led. Marnef apprentif susd. et, par ces présentes, en tesmoings desquelles choses et pour plus grands approbations et vérités d'icelles, led. Jarry a icelles signé de sa main et faict signer à mond. Jarry ».

Parfois, les apprentis oublient de réclamer leur certificat de sortie. Le 29 mars 1662, Pierre Auger, se trouvant à Metz, prie son ancien maître François Pilorget « de luy bailler la recognoissance du bon et fidel service qu'il luy a rendu en qualité d'apprenty jusqu'à ce jour et le descharge et dispense du temps qu'il lui reste à parachever de sond. apprentissage » (2). Ce dernier lui répond qu'il « l'a bien et fidellement servi jusqu'à ce jour » et que, « pour le bien de ses affaires », il le décharge du temps qui lui reste à faire pour terminer son apprentissage.

Quelques certificats comportent des éloges à l'adresse des apprentis. Le 10 juillet 1672, Jacques Herpin con-

(1) Min. Pigneteau, notaire.
(2) Min. Vézien, notaire.

4

state que David Lussauld, fils d'un médecin de Niort, lui
a versé le montant de ce qu'il lui devait et « s'était com-
porté sagement et prudemment, en toute fidellité et qu'il
ne peut lui imputer aulcun blasme » (1). Le 10 mars 1667,
François Perronneau déclare que François Limousin
l'a bien fidelement servi et consent à ce « qu'il aille travailler partout où bon lui semblera, étant pleinement et
parfaitement content dud. Limousin » (2). Ajoutons
que ces certificats sont les mêmes pour ceux qui ne font
qu'un court apprentissage. On leur donne seulement les
titres de serviteurs, locatifs ou garçons, à seule fin de se
conformer aux règlements.

Comme nous venons de voir, les conditions qui régis-
sent le temps et le prix des apprentissages sont fort
variables. Elles se basent, comme toujours, sur l'offre et
la demande, n'étant établies qu'après marchandage. Le
seul caractère vraiment particulier que présentent ces
sortes d'apprentissages est, qu'avant d'être terminés, les
apprentis se transforment en locatifs, sans posséder le
titre effectif de compagnon, contrairement aux usages
reçus dans presque tous les métiers.

(1) Min. Cailler, notaire.
(2) Min. Perronneau, notaire.

CHAPITRE IV

Durée du stage et ses variations. — Certificats. — Défense de prendre le garçon d'un confrère voisin. — L'abbé des compagnons. — Départ pour le tour de France. — Moyens divers pour se munir d'argent. — Engagements dans l'armée ou la marine. — Actes de violences entre maîtres et serviteurs. — Engagements à l'Hôpital de la peste et à l'Hôpital général.

L'apprenti ou locatif, après deux ou trois années passées chez un maître et en possession de son certificat de sortie, prend alors le titre de garçon, de compagnon ou simplement celui de serviteur des chirurgiens. La durée du stage qu'il doit effectuer est assez variable. L'Ordonnance de 1692 la porte à six années quand il a lieu dans la boutique d'un maître. Autrement, elle est réduite à quatre, si le stagiaire prend du service à l'armée ou dans un hôpital. Le règlement de 1711 exige également quatre ans aussi bien chez les maîtres qu'ailleurs. Enfin, la déclaration du 12 avril 1772 la ramène à trois dans le premier cas et à deux dans l'autre, avec obligation de suivre les cours pendant douze mois. L'ordonnance de 1692 impose l'immatriculation du stagiaire au greffe de police, sous peine de 50 livres d'amende.

L'article 20 du règlement de 1711 déclare expressément « qu'aucun garçon chirurgien ne pourra sortir de chez son maître s'il n'est maistre de chef d'œuvre, qu'il n'en aye mis dans sa place un capable de travailler ». En principe, nul n'a le droit de s'en aller avant d'avoir terminé son stage. Tous sont tenus en sortant « d'apporter à celuy chez qui ils voudront entrer un billet signé des maistres ou veuves, pour se placer, trois mois après leur sortie, s'ils n'en sont tous consentans ». En résumé, un patron peut empêcher pendant ce laps de temps son ancien employé d'entrer chez l'un de ses confrères.

Ce même article 20 comporte une addition qui ne saurait passer inaperçue. Elle déclare très nettement que tout garçon qui entrera chez un perruquier ne pourra plus travailler en ville comme chirurgien. De plus, l'article 22 lui enlève le droit d'exercer cette profession à Poitiers. Aussi, les maîtres perruquiers sont-ils tenus de déclarer au greffe de la communauté des chirurgiens les employés qu'ils ont chez eux, avec leurs noms, surnoms, pays et villes de leur naissance, sous peine de 50 livres d'amende.

Les compagnons se font délivrer des certificats de sortie chaque fois qu'ils changent de maîtres. S'ils n'en peuvent obtenir, ils ont recours à des attestations que leur délivrent des personnes du voisinage. Ainsi, le 7 janvier 1606, Jules Janson, originaire du diocèse du Mans, fait dresser un acte notarié dans lequel il est constaté par Pierre Robert, tapissier, Michel Duboys, maître apothicaire, et Etienne Bazille, maître armurier demeurant au Château-du-Loir, qu'il a exercé la chirurgie dans cette localité (1). Cette pièce lui permet de trouver une place chez un autre patron.

(1) Min. Dubois, notaire.

Les maîtres n'ont point le droit de prendre les garçons de leurs confrères sans en avoir l'autorisation. C'est d'ailleurs un usage fort répandu dans les corporations des arts et métiers et, en cas d'infraction, susceptible d'entraîner des poursuites. Une infraction de ce genre occasionne même une discussion au sein du Conseil municipal de Poitiers. Il s'agit de savoir si un tel acte ressort du tribunal des échevins ou de celui du lieutenant du premier chirurgien du roi.

Jacques Rollandeau, procureur de l'Hôtel de Ville, déclare, le 8 juin 1609, qu'un chirurgien avait distrait le serviteur de l'un de ses voisins, ce qui était contraire aux ordonnances royales. A la plainte de ce dernier, son adversaire répondit que les échevins n'étaient point compétents pour en connaître à la place du lieutenant des barbiers (1). Le Conseil municipal répliqua en disant : « Attendu que M. le maire, suivant les statuts de la Maison commune de céans, donnés par les roys de France et confirmés par le roy à présent régnant, tous les habitans qui sont iceulxd. de la commune sont soumis à sa juridiction, led. Rollandeau, procureur à la police, requerera que les partyes soyent appellées par M. le maire et capitaine de cette ville. »

Le 11 octobre 1669, Jean Faulcon va trouver son confrère Etienne Caron, auquel il fait savoir, en présence d'un notaire, « que mal à propos et contre la nature de leur métier, il a prins et retiré en sa maison, en qualité de serviteur, le nommé Marsilac qu'il sçavoit très bien avoir servy chez led. Faulcon en la mesme qualité, ce qui a

(1) Reg. dél. municip., nº 64, p. 189.

esté faict par led. Caron par une pure haine et pour
s'atirer les pratiques dud. Faulcon et, par ainsi, somme
led. Caron, comme il l'a faict aultrefois verbalement,
de renvoyer et mettre hors de sa bouticque led. Marcilac,
protestant, ou le s^r Caron seroit refusant de ce faire, d'en
porter plainte devant quy il advisera et de tous despens,
dommages et intérêts » (1). Ce dernier étant absent,
il n'obtient aucune réponse.

Au sortir de leur apprentissage, nombre de compagnons s'empressent, comme ils le disent, d'aller voir du
pays et d'entreprendre parfois de longs voyages. Dans
certaines villes universitaires, surtout dans le Midi de la
France, ils forment des sociétés avec, à leur tête, un chef
qu'ils désignent sous le nom d'abbé. Nous trouvons à
Poitiers, au cours du xviie siècle, une association de ce
genre (2). Le 23 septembre 1658, Gilles Bodinier, serviteur de chirurgien, demeurant dans la boutique de Poirier, porte plainte au présidial contre Jean Monnet, abbé
des serviteurs des chirurgiens. Il le fait condamner à lui
payer 15 sols et à lui restituer sa trousse avec ses
rasoirs.

Avant de partir en voyage, les compagnons doivent se
munir d'argent. Les uns vendent en partie, ou même en
totalité, les biens qu'ils possèdent. Le 7 décembre 1638,
Hugues Bugeau cède complètement les siens à sa belle-
sœur (3). Le 29 novembre 1668, Auger Gallet abandonne
une rente de 12 livres à l'imprimeur Jean Fleuriau (4).

(1) Min. Marrot, notaire.
(2) Arch. Vienne, gref. civil du présid.
(3) Min. Marrot, notaire.
(4) Min. Royer, notaire.

Le 14 mai 1695, François Guionnet et Pierre-Paul Bersil vendent une terre située à Liniers (1). Les actes de vente de ce genre sont assez communs.

Certains compagnons, avant leur départ, se contentent de mettre en location leurs propriétés. Le 14 mai 1657, Jacques Courteville donne à ferme pour trois ans ses deux borderies situées près du cimetière de Saint-Georges-les-Baillargeaux (2). Au cours de l'acte, il reconnaît que le fermier lui a avancé 30 livres, montant du prix d'une année, afin de lui permettre d'acheter un habit, un manteau et des souliers pour aller ensuite « voir le pays et villes de France et travailler et s'exercer de son mestier de chirurgien ».

Il en est également qui, en cours de route, vendent ou louent les biens qu'ils possèdent. Le 10 janvier 1660, Jacques Jolly, qui travaille rue Galande, à Paris, cède le quart d'une « treille » à son beau-frère l'imprimeur Louis Faulcon (3). Pierre Nollin, lors de son séjour à Poitiers, hypothèque, le 28 février 1682, sa maison sise à Bournezeau en Bas-Poitou (4).

Parmi les précautions que nombre de voyageurs prenaient jadis avant leur départ, il en est une que les compagnons n'avaient garde d'oublier. La plupart allaient trouver un notaire pour lui dicter leurs dernières volontés. Le 10 avril 1665, Joseph Hélie, qui s'intitule « étu-

(1) Min. Marrot, notaire. Le 14 mai 1631, Philibert Thébault déclare que « ne pouvant jouir de ses biens et ayant formé le dessein de voyager pour se perfectionner dans son art », les vend à son curateur. (Min. Bourbeau, notaire.
(2) Min. Chollet, notaire.
(3) Min. Cailler, notaire.
(4) Min. Royer, notaire.

diant en chirurgie en la ville de Poitiers », ne veut point
entreprendre un long voyage pour se perfectionner dans
sa profession, sans avoir eu soin, au préalable, de
disposer des quelques biens qu'il a plu à Dieu de lui
donner (1). Il fait le partage de ce qu'il possède entre
tous ses frères.

Les jeunes gens qui veulent s'enrôler dans l'armée ou
la marine, agissent comme les précédents. Le 4 janvier
1684, Jacques Andreau, garçon chirurgien attaché au
régiment d'Anjou, réclame à son ancien patron, Nicolas
Baratte, la somme de 13 livres qui lui est due, afin de la
remettre à son compagnon le sieur de la Baune, auquel
il l'avait emprunté (2). Le 30 août 1672, Nicolas Dumas,
lors de son engagement au régiment de Navarre, charge
sa sœur de gérer ses biens et lui en fait don dans le cas
où il viendrait à mourir.

Les départs des compagnons chirurgiens à l'armée
n'étaient point rares, car la guerre était une excel-
lente école pour l'étude de leur art. Le 23 mai 1682,
François Forest, sr des Guitardières, enrôle à Poitiers les compagnons désireux de servir sur les vaisseaux
du roi dans le Ponant. Il fait engager Louis Joubin, né
à Hennebont en Bretagne, et Pierre Morand, fils d'un
procureur de Chabannais, près d'Angoulême (3). Il
promet à chacun d'eux une somme de 10 livres, plus
8 sols par jour jusqu'à leur départ, qui a eu lieu le 7 juin
suivant.

(1) Min. Bourbeau, notaire.
(2) Min. Duchastegnier, notaire.
(3) En même temps s'engagent Jean de Bourdeau, né à Lusignan, et
Jean Boncenne de Chauvigny. Ils ont droit à 6 livres, dont moitié au
comptant et le reste au départ. (Arch. Vienne, gref. civil du présid.)

Les familles des compagnons leur fournissent certains objets dont ils peuvent avoir besoin (1). C'est ainsi que l'apothicaire Hilaire Hélie adresse à son fils, le 7 octobre 1663 :

1 paire de souliers.	3 l.
1 autre qui a été carrelée.	0 l. 30 s.
1 paire de canesons de chamois. .	4 l. 10 s.
Diverses sommes de 15 s., 20 s. et	0 l. 30 s.
Pour faire accommoder 5 rasoirs. .	0 l. 11 s.
Pour achat de 2 fers à moustaches. .	0 l. 30 s.
9 aunes de serge pour faire un habit, l'aune.	0 l. 33 s.
1 chapeau noir.	0 l. 33 s.

Les compagnons, souvent très vifs et très emportés, se livrent facilement à des actes de violence. Le 28 décembre 1659, le présidial informe, malgré les échevins, contre trois serviteurs de chirurgiens qui ont assassiné un pintier sur la place de Notre-Dame. Les rapports qu'ils ont avec les patrons ne sont point non plus toujours emprunts d'une bien grande aménité. Le chirurgien Jean Verdin intente un procès, le 28 février 1682, à René-Lucien de Lalande qui travaille chez l'un de ses confrères (2). Il l'accuse d'excès, de blessures et de voies de fait contre sa personne. Enfin, il n'est pas jusqu'aux femmes de leurs patrons qu'ils traitent sans respect (3). Le 20 août 1784, Pierre-Charles Baudry, fils d'un chi-

(1) Min. Bourbeau, notaire.
(2) Gref. civil du présidial.
(3) Gref. criminel du présidial.

rurgien des Herbiers, est poursuivi pour avoir gravement
insulté Marie Lemée, la femme de son maître.

Il est vrai, d'un autre côté, que parfois ils sont
eux-mêmes victimes de violences (1). Le 16 juin 1711,
Philippe Guiet, garçon chez le chirurgien Dumont, est
frappé d'un coup de poignard par le fils d'un procureur,
dans la rue Corne-de-Bouc.

Les patrons ne se montrent point toujours, eux aussi,
pleins de douceur à l'égard de leurs élèves. Ils ne se
contentent pas seulement de les rudoyer et de les insul-
ter, ils vont même jusqu'à les battre. Le 10 mai 1667,
le sieur Bonnemaison, lors de son arrivée à Poitiers,
porte plainte contre son ancien maître, Roy, demeurant
à Châtellerault (2). Le même jour, un de ses camarades, Joseph Bonnet, raconte, au tribunal, la façon dont
il était traité :

« Le sr Roy, dit-il, avoit promis à la dame de Bonnemaison que son fils auroit trois ou quatre mois de liberté.
Qu'il ne rendroit aucune déférence à personne qu'au
maître et à la maîtresse. Comme led. Bonnemaison abu-
soit de sa liberté, Roy voulut le retenir. De son côté,
quand l'autre lui demandoit une leçon pour la saignée
ou autre chose du mestier, son maître la lui refusoit. Un
jour, voulant saigner une personne dans la boutique,
Roy s'emporta contre Bonnemaison avec inconvenance,
et l'invectiva si fort, à cause de sa jeunesse, qu'il ne put
faire une saignée. »

Bonnet ajoute avoir vu à diverses reprises le sr Roy
« battre Bonnemaison à coups de pieds et le tirer aux

(1) Gref. criminel du présidial.
(2) Id.

cheveux, puis se mettre en si grande colère, que si on ne
l'eust ôté de ses mains, il l'eût rompu bras et jambes, ce
qui dura six à sept mois ». Après quelque répit, il recom-
mença ses mauvais traitements à la suite d'une absence
de l'élève. « Ce dernier, à son retour, se voyant sans es-
pérance d'être mieux traité par Roy, prit une ou deux
chemises dans son coffre et s'en alla on ne sait où. » Il
termine en disant que Roy avait frappé Bonnemaison
avec son bâton jusque dans la cour du château de Châtellerault.

Le 3 septembre 1663, Pierre Royer, serviteur chez
Pierre Cothereau, porte plainte contre son patron qui
lui a retenu, non seulement une certaine somme d'argent,
mais encore ses vêtements et ses « ustensiles de travail ».
Il demande au tribunal de le condamner « à luy bailler,
payer, rendre et restituer, premièrement : la somme
de 16 livres restant à payer de plus grande somme qu'il
luy avoit cy-devant presté, ensemble, de luy rendre 8 ra-
zoirs, 1 lancette, 1 paire de bas d'estame, 2 livres de chirurgie, 1 coiffe et bonnet, 2 fers à relever la moustache
et une paire de cizeaux ». (1). Cette affaire fut renvoyée
devant Joly, lieutenant du premier chirurgien du roi.

Les compagnons sont appelés, comme leurs maîtres,
à donner des soins aux habitants de Poitiers quand surviennent des épidémies de peste. Certains, après avoir
accompli un stage régulier, entrent à l'hôpital des pestiférés et se font ensuite recevoir à la maîtrise. D'autres,
au contraire, attendent pour cela que le fléau soit passé.
Ceux qui ne remplissent point les conditions exigées,

(1) Min, Martin, notaire.

ou bien encore qui sont trouvés incapables, doivent se mettre de nouveau sous la direction d'un maître.

Lors de leur entrée à l'hôpital, ils passent avec la municipalité un contrat qui les lie, soit pendant la durée de l'épidémie, soit en temps ordinaire, pendant une période déterminée. Le 26 avril 1628, Jean Gabriau, maire de Poitiers, agit de la sorte avec Jehan Charrault, garçon chirurgien à Mirebeau (1) Ce dernier s'engage à demeurer en compagnie de Parreau, chirurgien de la peste, reçu pour cette cause à la maîtrise, pendant tout le temps qu'il sera occupé à traiter, panser et médicamenter les contagieux dans la ville, les faubourgs et l'hôpital. Il le servira en qualité de garçon, lui aidera à traiter et panser les malades, selon qu'il lui sera commandé. Il recevra, pour ses gages, la somme de 6 livres par mois payable à l'avance. Si l'hôpital des pestiférés est ouvert, cette somme sera augmentée, et de plus il aura droit à la nourriture tant qu'il y séjournera.

Ce n'est guère qu'au milieu du xvi⁰ siècle que l'on voit des compagnons se mettre au service des contagieux à la place des maîtres. Ils sont accompagnés de camarades plus jeunes qui restent sous leurs ordres. Ces derniers, peu rétribués en temps ordinaire, reçoivent alors de gros appointements toujours versés à l'avance (2). En 1563, Bonnin et Coulaud sont payés à raison de 15 livres 5 sols par mois, et Jacques Vigouroux 15 livres en 1585. Cette somme est portée à 25 livres pour Pierre Gillyot et à 60 livres, de 1585 à 1587, en faveur des deux frères Julien.

(1) P. Rambaud, « l'Assistance publique à Poitiers jusqu'à l'an V ». (*Mém. Soc. Ant. Ouest.* t. VII, 3ᵉ série.)

En 1606, l'état sanitaire de la ville étant parfait, Pierre Bouchet, compagnon chirurgien, au lieu de 60 livres par mois ne reçoit plus que 30 livres. Enfin, Denis Vincent, le dernier de tous ceux qui aient rempli cette charge, obtient depuis 6 livres jusqu'à 9 livres en 1628. L'année suivante, il lui est octroyé 10 livres, « attendu la peine extraordinaire qu'il prend à traiter et panser les malades de l'hôpital des pestiférés qui sont en grand nombre » (1). En décembre 1631, il gagne 16 livres, et l'un de ses confrères 20 livres.

Ces jeunes gens, malgré les soins qu'ils prodiguent aux contagieux et les dangers qu'ils courent, ne sont point régulièrement payés. Le 26 décembre 1587, l'un d'eux, Bernard Gillyot, déclare qu'ayant « hazardé sa vie pour servir à l'Hôtel-Dieu de la peste, y traiter et panser les personnes affligées de la peste », il aurait droit en plus des appointements qu'il réclame, « à quelques récompenses pour s'entretenir de vivres (2) ». On lui accorde un supplément de 10 livres.

Certains compagnons soignent en ville des personnes atteintes de la peste sans y être spécialement employés par la mairie. Ainsi, Jacques Morizet passe, le 13 juillet 1631, un marché avec Christophe Laumonier pour le traiter du mal contagieux. « Dans le cas où il pourroit le retirer de lad. maladie ou même s'il venoit à en décesder. » Ce dernier lui promet la somme de 60 livres (3). Les marchés de ce genre n'étaient point rares en temps de peste, car les maîtres ne pouvaient visi-

(1) Reg. dél. mun., n° 78, p. 222.
(2) Id., n° 47, p. 279.
(3) Min. Marrot, notaire.

ter les malades sans être astreints à fermer boutique.

L'Hôtel-Dieu ne confia jamais un service quelconque aux compagnons (1). Il en fut de même pour l'Hospice général, mais seulement à ses débuts. Les chirurgiens ayant refusé d'y aller, les administrateurs désignèrent, le 13 novembre 1670, Benjamin Mériaudeau de Grandville pour les remplacer (2). Furieux d'être évincés de la sorte, les maîtres insultèrent gravement les membres de l'administration qui, le 15 janvier 1671, portèrent plainte au lieutenant général.

Le 1er juillet 1677, Mériaudeau reçoit un certificat fort élogieux dans lequel on déclare « qu'il a toujours très bien servy et sans reproches les pauvres dud. lieu, avec assiduité pendant six ans et demy. Cette vérité est tirée du papier secrétariat par lequel il paraît que l'entrée dud. sieur Grandville fut le 13 novembre 1670. Pendant tout ce temps de service, l'on ne lui a jamais donné aucuns gages ny récompenses et il a même fourni plusieurs médicaments aud. Hôpital, ce qui fait que le sieur Grandville a fait quelques dépenses au service desd. pauvres à cause de l'affection qu'il leur a porté jusqu'à ce jour » (3). Cet élogieux certificat se termine en disant que la seule récompense de Grandville a été d'acquérir « une parfaite expérience, suffisance et capacité en l'art de chi-

---

(1) Un garçon se présenta bien à l'Hôtel-Dieu, le 9 mai 1667, pour servir les pauvres pendant trois ans, en mettant comme condition qu'il serait reçu à la maîtrise. Sa demande fut renvoyée aux maîtres avec prière de dire s'ils voulaient continuer à y venir chacun pendant la durée d'un mois. Ils durent agir comme par le passé, car les offres du compagnon ne furent point acceptées. (Reg. dél. mun., n° 117, p. 149.)

(2) Arch. Hôp. de Poitiers.

(3) Id.

rurgie, par les fréquentes opérations qu'il a fait aud. Hôpital ».

Après son départ, les chirurgiens de Poitiers s'engagent à le remplacer chacun à tour de rôle. Ce beau zèle s'étant vite refroidi, l'intendant Gilles de Maupeou ne manque point de s'en plaindre, le 28 octobre 1698 (1). Il déclare que ni eux ni même les serviteurs qu'ils emploient ne fréquentent l'infirmerie, aimant mieux s'occuper de leurs propres affaires. Cette négligence aurait même occasionné la mort de plusieurs indigents. Aussi, l'administration se décide-t-elle, le 19 décembre 1698, à recourir, pendant six ans, aux services du compagnon Jacques Cothet, sr du Tailly. Comme son prédécesseur, il se livre en dehors de l'hôpital à l'exercice de sa profession, malgré les maîtres qui veulent l'en empêcher et contre lesquels il porte plainte, le 25 juin 1707. Il abandonne sa place en 1717. A partir de cette époque, elle cesse d'être occupée par des jeunes gens gagnant maîtrise au service des pauvres.

Nombre de garçons restent toute leur vie chez les maîtres ou chez les veuves ayant le droit de tenir boutique ouverte. Pour la plupart, ils se font simplement appeler chirurgiens, sans en posséder le titre. Nous verrons plus loin dans quelles conditions ils furent appelés à exercer leur profession sans être reçus à la maîtrise.

(1) Arch. Hôp. de Poitiers.

CHAPITRE V

L'ENSEIGNEMENT DE LA CHIRURGIE.

L'édit de 1579. — Les cours de la Faculté de médecine au xviie siècle. — Leur arrêt au début du xviiie siècle. — Tentatives faites pour les reprendre. — L'enseignement libre. — Les leçons de Le Chasseux (1781-1790). — Les cours de Piorry et Bertault (1791), puis de Bertault seul (an. III.) — Ceux de Canolle à l'Ecole centrale (an. III-V). — L'Association des étudiants. — Départ des jeunes chirurgiens aux armées.

Les statuts des maîtres chirurgiens de Poitiers, donnés en 1410, ne comportent, après l'apprentissage et le stage, aucun enseignement théorique. Cet enseignement n'est établi que bien plus tard, en vertu de l'article 87 de l'édit de Blois du 20 juillet 1579. Les docteurs régents de la Faculté de médecine obtiennent le droit d'assister aux examens de maîtrise, à condition de faire chaque année une série de cours gratuits aux étudiants et de présider les dissections anatomiques qui peuvent avoir lieu. Toutefois, ces mêmes étudiants ont la liberté d'y assister autant qu'il leur plait.

Le 3 novembre 1582, le médecin Pierre Milon est délégué par ses collègues pour lire aux chirurgiens et pour présider à « la démonstration anatomique d'un corps humain si l'occasion s'en présente (1) ». Le tout, à condition qu'il y ait des auditeurs.

(1) Arch. Vienne, Reg. S, n° 6. — Milon (Pierre), s^r de la Mornière et,

Les cours commencent après la rentrée annuelle de la
Faculté, c'est-à-dire dans les premières semaines qui
suivent la fête de saint Luc, ou, au plus tard, vers le milieu de novembre. En 1594 et 1595, les élèves viennent
eux-mêmes « requérir le doyen et toute la Faculté de
leur donner un docteur régent pour faire des lectures ».

En 1588, Pierre Milon commente le livre de Galien
qui traite de l'obstétrique (1). A la fin de son cours, il
présente au Collège de médecine un certificat signé de
tous ses auditeurs constatant qu'il l'a fait d'une façon
régulière en présence, parfois, du doyen et des docteurs.

Entre 1584 et 1586, cet enseignement est suspendu à
cause de la peste qui sévit durement à Poitiers. Quand
elle a pris fin, le doyen déclare que cette suspension a eu
lieu « pour l'honneur de la Faculté et le bien du public »,
et sans tenir compte des privilèges que les médecins pourraient en retirer. Il ajoute qu'il serait bon désormais
« d'entretenir de quelques lectures les chirurgiens et
tous ceulx qui voudroyent estudier en la science de mé-

plus tard, sʳ de Larnay, né en 1553, fils d'Anséaulme, sénéchal de la Tré-
mouille, fit ses études de médecine à Paris et à Montpellier. Reçu licencié à Poitiers, les 15 février et 14 mars 1579, puis docteur, en 1582. Nommé
doyen de la Faculté, en 1600. Choisi par Henri IV, en qualité de premier
médecin, il l'assiste à sa mort, en 1610. Louis XIII lui continue sa charge
à titre honorifique et l'ennoblit. — Marié en premières noces à Renée,
fille de Florentin du Ruau, avocat, dont : 1° Florence (1584) ; — 2° Pierre
(1586) ; — 3° Renée (1588) ; — 4° Georges (1590) ; — 5° Gabrielle (1591) ;
— Remarié, le 3 février 1594, à Jeanne Clabat, fille d'Hellene, sʳ de Larnay, et de Françoise de Larnay, dont : 6° Marguerite (159ɔ) ; — 7° Nicolas (1596) ; — 8° François (1598) ; — 9° Jeanne (1602) ; — 10° Jacques
(1604) ; — 11° Jean 1 (1607) ; — 12° Catherine (1608) ; — 13° Jean II
(1611) ; — 14° Pierre (1614). Pierre Milon meurt le 19 février 1616, âgé
de 62 ans, et sa femme, Jeanne Clabat, le 20 octobre 1646. (Reg. paroissiaux
de Saint-Didier et de Saint-Porchaire. — D. Fonteneau, t. II, p. 139.
— Arch. du château de la Rivière.)

(1) Arch. Vienne, Reg. S. n° 6.

decine ». En conséquence, les docteurs régents seront
tenus d'enseigner, chacun à tour de rôle, pendant une
année. Celui auquel en incombera la charge, assistera
aux examens de maîtrise des chirurgiens, après qu'il en
aura été prévenu par le doyen (1). En cas d'impossibilité
absolue de sa part, un de ses collègues le remplacera (2).

Les registres des actes de la Faculté de médecine de
Poitiers nous montrent que « pour son honneur », les
docteurs acceptèrent volontiers l'accomplissement de ce
devoir (3). Les refus restèrent assez rares. Le 9 décembre
1667, André Mauduyt déclare qu'ayant été condamné, le
3 du même mois, à occuper la place de procureur, il
doit faire des lectures aux apprentis chirurgiens (4). En
conséquence, il est prêt à les commencer immédiatement,
à une heure de relevée, dans la salle des écoles de médecine.

La Faculté, lors de la réfection de ses statuts, en 1617,
ne manque pas d'y introduire un chapitre spécial destiné
à réglementer l'enseignement qu'elle doit donner aux
chirurgiens (5). Ce chapitre comprend les articles suivants :

(1) Arch. Vienne, Reg. S. nos 6 et 7. Le 16 novembre 1630, Pascal Le-
coq remplace Pidoux son confrère.

(2) Arch. Vienne, Reg. S. no 7.

(3) Min. Bourbeau, notaire. — Mauduyt (André), fils de François, avocat en Parlement, sénéchal de Verneuil et de Marie Tettereau. Reçu docteur en médecine à Montpellier, le 30 août 1652, et à Poitiers, le 8 juin
1655. Marié par contrat du 8 février 1655 à Hellène Barré, dont : 1° André (1656) ; — 2° Marie (1658) ; — 3° Antoine-François (1658) ; —
4° Marie-Hellène (1661) ; — 5° Hellène (1662) ; — 6° Renée (1665) ; —
7° Philippe (1665) ; — 8° Marie 1666) ; — 9° Etienne (1667). — 10° Ignace
(1668) ; — 11° Etienne (1675). (Reg. par Saint-Paul). André Mauduyt perd
sa femme le 30 octobre 1693, et meurt doyen de la Faculté, le 10 mars
1711.

(4) Arch. Vienne, D. 10.

(5) Id.

1° La Faculté désignera chaque année deux docteurs qui feront, deux fois par semaine, les leçons habituelles aux chirurgiens et aux apothicaires, en commençant à partir de la Saint-Luc ou de la Toussaint. Ils assisteront également aux examens de maîtrise.

2° Le plus ancien des délégués aura le choix du cours qu'il devra faire soit aux chirurgiens, soit aux pharmaciens. Celui qui préférera l'enseignement de la chirurgie, divisera ses leçons d'une façon précise, afin que cette division puisse se comprendre facilement.

3° Celui qui lira aux compagnons chirurgiens, assistera de préférence aux anatomies publiques qu'il aura le soin d'expliquer, en temps opportun, pendant l'année. Une d'elles portera le nom « d'Anatomie du collège de médecine ». Le docteur chargé de la faire, en dressera le programme qui sera publié en latin. Il le fera savoir au doyen par un simple billet que lui remettra le bedeau.

4° Si, pendant l'année scolaire qui débute à la Saint-Luc, il se trouve plusieurs anatomies à interpréter, le doyen et, après lui, le plus ancien des docteurs, seront choisis de préférence, s'ils le désirent, pour prendre la parole. Si cette charge incombe directement à ce dernier, il pourra la conserver.

5° Quand les docteurs ou les licenciés de la Faculté de médecine donneront des explications anatomiques, les chirurgiens ou leurs délégués pourront disséquer les cadavres soit publiquement dans l'amphithéâtre habituel, soit en particulier, après avoir eu soin de prendre l'avis du doyen.

6° Aucun docteur, licencié ou chirurgien ne devra, en vue d'une anatomie publique, demander un cadavre aux magistrats, sans le consentement du doyen ou, en son absence, du plus ancien docteur de la Faculté. Ce consentement sera présenté aux magistrats, qu'on invitera préalablement à n'en délivrer que sur avis favorable de ce même doyen et sur une demande écrite de sa main.

7° Le docteur qui expliquera l'anatomie, ne permettra pas que l'on s'écarte de ce qui fera l'objet de la dissection. Le temps sera employé à disséquer et à démontrer, sans qu'il soit permis de répéter des choses déjà dites et, par conséquent, inutiles. Les chirurgiens fourniront un prosecteur habile, approuvé par le doyen et par le médecin chargé de l'anatomie.

8° Le prosecteur sera tenu, un peu avant l'heure indiquée, de disséquer et de faire toutes les préparations né-cessaires pour les explications, afin qu'il n'y ait aucun moment de perdu ou de mal employé.

9° La démonstration terminée, il sera permis aux assistants, docteurs ou licenciés, de poser chacun à leur tour, brièvement et poliment, des questions d'anatomie à celui qui donnera les explications. Ce dernier pourra, si bon lui semble, y répondre immédiatement ou renvoyer sa réponse à la prochaine anatomie, afin de n'avoir pas à perdre son temps.

Les registres de la Faculté de médecine de Poitiers indiquent régulièrement chaque année les noms de ceux de ses membres qui sont chargés de faire des leçons aux chirurgiens. En ce qui concerne les dissections anatomiques, il n'en est que fort rarement question. Le 15 janvier 1583, Pierre Milon reçoit l'ordre de procéder « à la démonstration anatomique d'ung corps humain lorsqu'il

s'en présentera et ce, aux escollez de la Faculté » (1).
Cette même année, son cours public comprend l'étude
de l'ostéologie.

Les dissections n'ont plus lieu, à partir de 1621, dans
un des locaux de la Faculté (2). L'architecte Androuet
du Cerceau est alors « chargé de construire, au jardin
royal de médecine, un théastre avec salle basse faicte en
gallerye et, joignant led. théastre par le bas une chambre
préparatoire pour le corps humain ». Cette construction
ne semble point avoir été faite, mais les anatomies n'en
eurent pas moins lieu dans une sorte de petite maison qui
s'y trouvait et qui avait appartenu au doyen de la Faculté.

Lors du transfert du jardin royal, en 1650, dans le ter-
rain du chirurgien Brice Gay, près de la porte de Tison
et hors des remparts, on y installe un local pour les dissections. En 1691, Jean Faulcon, lieutenant du premier
chirurgien du roi, poursuit les médecins qui négligent
l'entretien de ce jardin et leur reproche surtout, l'absence
du théâtre anatomique qu'ils devaient y faire édifier (3).
A défaut de cette construction spéciale, on se servait d'une
chambre ordinaire. Il y existait cependant un four à
dessécher les cadavres, comme nous l'indiquent les
Affiches du Poitou du 29 mars 1787.

Il ne semble pas qu'on ait procédé à de nombreuses
anatomies au jardin royal de médecine. Le 24 décembre
1640, le bourreau Daget remet à la Faculté le corps d'un
homme pendu au Marché vieil, « pour en faire des dis-

(1) Arch. Vienne, Reg. S. nᵒ 6.
(2) Arch. Vienne. D. 14.
(3) P. Rambaud, La Pharmacie en Poitou jusqu'à l'an XI (*Mém. Soc.
Ant. Ouest*, t. XXX, 2ᵉ série).

sections et s'instruire en anatomie (1) ». En 1680, le lieutenant du premier chirurgien du roi, s'étant procuré le
cadavre d'un supplicié, préside lui-même, « par malice »,
à cette opération, sans en prévenir le doyen de la Faculté
dont il usurpe les fonctions. Les médecins portent plainte
au présidial, en ajoutant que leur jardin a éprouvé de
nombreux dégâts de la part des élèves en chirurgie (2).
Ils obtiennent gain de cause et, le 8 janvier 1689, président une séance à laquelle assistent les maîtres-
chirurgiens et, avec eux, nombre de personnes notables.

Les frais de ces séances incombent entièrement à la
Faculté de médecine, comme l'indique la lettre du 18
avril 1708, adressée au chancelier d'Aguesseau : « Elle est
obligée de fournir 50 livres pour faire demander et trans-
porter ensuite un sujet aux écoles, selon la déclaration
du roi de 1692 (3). Par malheur, elle est si obérée par
les taxes qu'elle paye, que bien loin d'avoir dans sa bourse
commune des fonds pour subvenir à ces sortes de dépenses, il faut que chacun de ses membres contribue au
paiement des intérêts qui sont à sa charge ». Ce fut, du
reste, la cause de l'interruption des cours de chirurgie,
d'abord, entre 1699 et 1709, puis, d'une façon définitive,
à partir de 1710.

Afin d'expliquer cet arrêt, les médecins déclarent au
ministre, le 16 février 1729, qu'ils n'ont point d'argent
pour payer les honoraires de ceux d'entre eux qui voudraient professer. D'un autre côté, la création d'une place

---

(1) Reg. dél. mun. de Poitiers, n°91, p 98. — Le bourreau ne reçoit que
les 20 livres qu'il est d'usage de lui accorder pour monter la potence et
procéder à l'exécution du condamné.

(2) Arch. Vienne, Reg. S. n° 7.

(3) Arch. Vienne, D. 14.

de chirurgien démonstrateur ne serait pas sans danger.
« On aurait affaire, ajoutent-ils, à des gens fantasques qui
voudraient à tous momens faire sentir qu'ils sont in-
dépendens des médecins et qui ne s'accorderaient jamais
avec eux, pour le temps et la manière des démonstration (1). » L'un d'eux pourrait être désigné à condition
qu'il agisse en toutes choses « avec la subordination qui
leur est due ». Malgré cela, ils ne croient guère au succès d'un tel enseignement, car les maîtres ne possédant
qu'un seul garçon, chacun d'eux aimerait mieux le laisser
à la boutique servir les clients, plutôt que de lui permettre d'aller à leurs leçons. Ils terminent en réclamant
des subsides qu'ils ne peuvent, du reste, obtenir.

Dans une autre lettre adressée à Geoffroy, doyen de
la Faculté de médecine de Paris, ils lui parlent des
demandes d'argent faites par eux dans le but d'instituer
un enseignement de la chirurgie. Ils avouent que Poitiers
ne possède aucun théâtre anatomique, que leur jardin
des plantes est insuffisant, et qu'enfin, ils n'ont aucunes
ressources pour appointer un chirurgien démonstrateur.
A partir de cette époque, nulle autre tentative n'a lieu afin
de procéder tous les ans à une dissection. De plus, les
statuts des chirurgiens, de 1711, n'en font aucune mention.

Les règlements généraux de 1730 déclarent que les
élèves en chirurgie, dont les trois ans de stage seront terminés, devront suivre, pendant une année, des cours dans
les villes qui en posséderont. Ces règlements reproduisent, en cela, l'ordonnance de Marly, de mars 1707.

De son côté, celle du 8 mars 1772, enregistrée au

(1) Arch. Vienne, Reg. S. n° 7.

Conseil supérieur de Poitiers le 23 juillet suivant, viennent confirmer les dispositions précédentes. Les cours
existant dans plusieurs villes de France, jouiront désormais des mêmes droits et des mêmes faveurs que ceux
qui se font au Collège de chirurgie de Paris. Tout étu-
diant qui les suivra, pourra se présenter ensuite aux examens de maîtrise. Cette ordonnance accorde ainsi la
liberté de l'enseignement professionnel à toutes les communautés des chirurgiens de province.

Celle de Poitiers, faute de pouvoir faire des cours aux
élèves stagiaires, les voit partir au moment où ses membres peuvent en attendre de précieux services. La ville
étant, d'autre part, un centre universitaire, il convenait d'y
créer un enseignement professionnel susceptible de rendre
de grands services aux maîtres comme à leurs compagnons. Tel fut, sans doute, l'avis de Jacques Henry Le
Chasseux, maître chirurgien, qui, ayant exercé son art
pendant vingt-cinq ans, se mit en demeure de créer un
tel enseignement.

Muni de certificats fort élogieux délivrés par plusieurs
notables de la ville, il s'adresse, le 6 avril 1781, au comte
de Blossac, intendant du Poitou, pour lui démontrer la
nécessité d'ouvrir un cours de chirurgie. « L'étude de ses
principes, écrit-il, donnant aux élèves la connaissance du
physique de l'homme et de tout ce qui se passe dans l'é-
conomie animale, forme la base de l'art de guérir et les
conduit sûrement dans l'exercice d'un art aussi difficile
qu'il est important (1). C'est par l'étude que l'on pénètre

_____

(1) Arch. Vienne, C 62. — Les certificats sont délivrés par Gaborit de
la Brosse, Nicolas Mallet, Lavergne, curé de Montierneuf, et Vieillechèse
de la Mardière.

jusqu'aux causes des maladies et que l'on parvient à dé-
couvrir le mécanisme de l'action des remèdes et que
l'on tire de la nature même des malades, les indications
qui peuvent diriger sûrement la pratique. »

Il continue en donnant le programme des leçons qui
devront commencer le 7 mai suivant, à 2 heures après
midi. Elles auront lieu deux fois par semaine, les lundis
et les jeudis. « Les étudiants seront interrogés tous les
quinze jours sur la théorie et la pratique de ce qui aura
été exposé dans chaque branche de l'art. Les termes en
seront expliqués par paragraphes, ce qui leur donnera
l'intelligence des auteurs, les mettra en état de les comprendre et leur fera apercevoir ce que la chirurgie renferme de plus intéressant. » Au mois de septembre suivant, commencera un cours complet d'amputations et de
manœuvres sur le cadavre.

Après avoir ainsi fait connaître son programme, Le
Chasseux demande, le 10 avril, au lieutenant de police,
la permission d'ouvrir chez lui, rue des Trois-Pâtureaux,
un cours complet de chirurgie et d'opérations, ce qui lui
est accordé, le 28 du même mois. Enfin, le 7 mai, il prie
le maire de vouloir bien, une fois chaque année, mettre à
sa disposition la salle des séances du Conseil municipal
pour y faire examiner ses élèves et leur distribuer ensuite des prix (1). Le 14 mai suivant, cette permission
lui est accordée, à condition que la chambre ne serve à
aucune opération anatomique. En même temps, la municipalité lui adresse ses félicitations pour l'heureuse ini-
tiative qu'il vient de prendre.

(1) Arch. Vienne, Reg. S. n° 7.

Le 28 janvier 1732, Le Chasseux, profitant de sa situation de chirurgien de l'Hospice général, demande aux administrateurs de lui permettre de faire emporter des cadavres (1). Sa demande est, du reste, conforme à l'article 15 de l'édit de Marly, de mars 1707, qui enjoint aux magistrats et aux directeurs des hôpitaux d'en fournir pour les démonstrations d'anatomie et l'enseignement des opérations de chirurgie.

A cette requête, appuyée par l'intendant, l'administration déclare qu'elle est d'avis d'accorder la permission « de prendre et faire emporter à ses frais, par chacun an, le plus respectueusement possible, deux cadavres du sexe masculin. De ne pas les choisir, autant que faire se pourra, parmi ceux des pauvres natifs de cette ville et encore moins parmi les personnes de la maison. De les garder quatre ou cinq jours au plus, pour faire sur eux son cours gratuit d'opérations chirurgicales et les épreuves ordinaires, à condition que led. Le Chasseux fournira un cercueil auxd. cadavres et leur fera donner la sépulture ordinaire aud. hôpital ».

Le 27 décembre 1781, Le Chasseux annonce, dans les *Affiches du Poitou*, l'ouverture de son cours pour le 7 janvier suivant « dans son amphithéâtre, rue des Trois-Pâtureaux, n° 282, Section C. Il traitera des maladies chirurgicales et des opérations qu'elles entraînent. Il en montrera lui-même les diverses méthodes à ses élèves en les faisant manœuvrer (2). Son intention est d'unir

---

(1) Arch. hôpitaux de Poitiers. Le chirurgien Fulgent Texereau professait, à cette époque, l'anatomie à l'école académique des beaux-arts de Poitiers (1776-1780).

(2) Arch. Vienne, C. 62 et *Affiches du Poitou*.

la théorie à la pratique. Il ajoute que, par un examen particulier, les maîtres en chirurgie seront appelés à juger la capacité des auditeurs auxquels seront distribuées des récompenses.

En terminant, il les prie de se comporter avec les qualités du vrai chirurgien qui sont : « la décence, l'honnêteté, la politesse, la complaisance, la charité et la prudence ». Enfin, tout au bas de l'affiche, se trouve l'avis suivant : « Défense d'entrer avec une canne ou épée ».

Le 2 mars 1782, Le Chasseux, qui ne semble point dédaigner une honnête réclame, annonce tous les ans l'ouverture de son cours de thérapeutique et de physiologie, sciences indispensables aux chirurgiens (1). Il fait ressortir aux yeux de ses futurs élèves « qu'un air sain, respiré dans un climat tempéré, comme est celui de Poitiers, partagé entre la ville et la campagne ; un exercice modéré, la tranquillité dans les passions de l'âme, sont les moyens qui concourent à l'entretien de la santé et à son rétablissement ».

Le 6 mars 1783, il énumère, dans le même journal, les qualités que doit posséder un nouveau maître en chirurgie. Ce sont : « la pénétration de la vue, la dextérité, la délicatesse du tact, la propreté, l'agilité, la promptitude, la décence dans le maintien et la politesse ». Il doit, en outre, condescendre aux faiblesses de ses malades, être complaisant sans bassesse, ferme sans rudesse, intrépide dans les opérations, savoir plaindre ceux qu'il soigne et, enfin, bien connaître les instruments dont il se sert.

(1) *Affiches du Poitou*, 1782.

L'année suivante, le 31 octobre 1784, il offre ses services aux étudiants en chirurgie disposés à venir l'entendre. « Je les recevrai, dit-il, chez moi avec plaisir et je désire avec ardeur tout ce qui leur sera agréable (1). » Il promet de leur rendre l'étude facile et de leur montrer toutes les branches de son art : « Je tâcherai, ajoute-t-il, d'imprimer à ces jeunes plantes qui voudront croître et se former sous mes yeux, la vertu et le mérite qui doivent les rendre précieux à la société. »

Nous n'insisterons pas sur les exhortations que chaque année Le Chasseux prodigue à ses futurs auditeurs, quand il leur annonce l'ouverture de ses cours qui se font le lundi, le jeudi et le samedi de chaque semaine. Ils se divisent en deux parties. L'une, qui débute dans les premiers jours de novembre, est consacrée à l'étude de l'anatomie. L'autre, qui a trait aux opérations chirurgicales, ne commence qu'en février. Tous les quinze jours a lieu, pour les élèves, un examen particulier. Le dernier se passe en présence des médecins, des chirurgiens et des nombreux invités que l'on réunit dans la salle du Conseil de l'hôtel de ville.

Le 21 avril 1783, Martin de la Baudouinière, lieutenant du premier chirurgien du roi, adresse aux étudiants « une exhortation physique et morale aussi digne du père de la patrie que du vrai patriote » (2). L'année suivante, il prononce un discours dans lequel il prouve que « l'art de chirurgie est difficile et que la vie est courte ». A ces réunions assistent quelques notables personnages. Les délégués de la commission

(1) *Affiches du Poitou*, 1782.
(2) *Id.*, 1783.

intermédiaire de l'Assemblée provinciale viennent, à l'occasion, les honorer de leur présence.

Le concours terminé, les trois lauréats sont présentés à l'intendant. Le premier reçoit un « lancettier » garni de six lancettes, montées en argent avec manches « en écailles de perles », d'une valeur de 30 livres. Il est placé dans un étui recouvert de galuchat (1). Les deux autres obtiennent chacun un ouvrage de chirurgie d'une valeur de 8 à 10 livres. Etui et ouvrages sont timbrés aux armes de l'intendant et à celles de la ville.

Après l'examen, Le Chasseux remet aux étudiants un certificat constatant « qu'ils ont suivi fort exactement les cours d'anatomie et d'opérations faits dans son amphithéâtre, rue des Trois-Pâtureaux, depuis le mois de mai 178., jusqu'à la fin d'avril 178. (2). Munis de ce certificat, ils peuvent se présenter aux examens de maîtrise.

Ceux qui suivent cet enseignement sont, chaque année, au nombre de douze à quatorze. Poitiers semble avoir peu fourni d'étudiants. On y rencontre généralement des fils de chirurgiens exerçant dans les campagnes voisines.

Le 26 août 1787, Le Chasseux annonce qu'il va s'adjoindre son gendre Dupuis, qui a fait ses études à Paris. Il le chargera d'un cours sur les bandages (3). Ce cours cessa complètement à la fin de l'année, par suite du départ du professeur qui alla s'établir aux environs de Poitiers.

(1) Arch. Vienne, C 622.
(2) Id.
(3) *Affiches du Poitou*, 1787. — A la mort de Le Chasseux, sa veuve, Marguerite Marchand, fait annoncer, le 26 juillet 1790, que, malgré le décès de son mari, elle continuera sa fabrication de bandages pour hommes et pour femmes.

Jacques-Henry Le Chasseux, chirurgien et notable,
étant mort, le 3 mai 1790, deux de ses confrères, Sébastien Bertault et Georges Piorry, obtiennent, le 25 novembre suivant, la permission de le remplacer (1). Le
Conseil municipal leur accorde le droit de s'installer
dans la salle du Collège où se tenait la Congrégation.
Avant même d'en avoir pris possession, la mairie reçoit,
le 21 janvier 1791, deux protestations, l'une des professeurs et l'autre du juge de paix qui tient dans ce local
son tribunal de conciliation. Les conseillers municipaux, Demairé et Texerau, chargés de s'occuper de la
question, désignent alors une chambre dans l'abbaye de
la Celle.

Le 8 janvier 1791, les deux chirurgiens avaient demandé et obtenu de la mairie une table de 7 pieds de long
sur 3 1/2 de large, avec quelques bancs. Ce mobilier étant
devenu insuffisant, ils sollicitèrent, le 18 février suivant,
douze chaises et deux fauteuils pour y faire asseoir les
personnes qui leur feraient l'honneur d'assister aux cours.

L'abbaye de la Celle ayant été vendue comme bien
national, les deux professeurs réclament, le 8 août 1791,
un autre local. La municipalité se contente de leur
répondre qu'elle y avisera (2). Ils obtiennent alors la
grande salle du collège de Puygarreau.

En 1792, Piorry s'engage pour accompagner, en qualité de chirurgien, les volontaires de la Vienne (3). L'an-

---

(1) Reg. dél. mun., n° 27.
(2) Id., n° 198.
(3) Piorry (Georges), fils de Guillaume, maître chirurgien. et de Marie
Audinet, né en 1760, fit les campagnes d'Amérique, puis passa les examens
de chirurgie lors de son retour. Fut reçu plus tard, le 9 pluviôse an XII,
docteur en chirurgie à Paris. (Arch. Vienne, M5 — 4).

née suivante, Bertault rejoint l'armée républicaine à
Bressuire (1). Lors de son retour, il est attaché à l'hospice
général comme adjoint à Douxami qui est malade (2).
Il recommence alors ses cours et, en l'an V, demande et
obtient un cadavre de l'Hôtel-Dieu, pour le faire disséquer
par ses élèves. *Le Journal de Poitiers* du 10 germinal de
la même année, après avoir comblé d'éloges ce professeur, ajoute que l'enseignement de la chirurgie se continuera dans l'ancien collège de Puygarreau (3). A partir
de cette époque, il n'en est plus question.

Lors de la création, en l'an III, d'une Ecole centrale
à Poitiers, le chirurgien Canolle obtient au concours la
chaire d'hygiène, d'anatomie et d'obstétrique (4). Son
enseignement ne dure que deux ans. Après la suppression de cette chaire, il le continue encore une année.
Chaque fois qu'il débute, il a soin d'en publier la leçon
inaugurale. Celle de l'an III porte sur *l'étude théorique et*

---

(1) Arch. Vienne, C. 69, p. 147.

(2) Reg. dél. mun., période int., nº 4, p. 104.

(3) En l'an VII, le *Journal de Poitiers* annonce la création d'une acadé-
mie de peinture analogue à celle qui existait avant la Révolution, sous la
direction d'Aujollest-Pagès. Parmi les professeurs figure le nom de
Sébastien Bertault qui doit y enseigner l'anatomie.

(4) *Journal de Poitiers* (9 brumaire an VI).

(5) Canolle (Joseph-André), né à Roquebrusane (Var), en 1768. Après
avoir étudié dans les hôpitaux de Paris et de Toulon, accompagne les
grenadiers du Var qui viennent, en 1793, combattre les Vendéens. Lors
de l'écrasement des troupes marseillaises, il revient à Poitiers où il
obtient, le 9 mai 1793, un nouvel emploi à l'armée, ce qui lui permet de
réclamer, le 24 suivant, la valeur des bagages qu'il a perdus au combat
de Thouars. (Arch. Vienne, C. 69.) Nommé, en l'an III, professeur à
l'Ecole centrale, il est en même temps attaché, comme aide en chirurgie,
au service de l'Hôtel-Dieu, jusqu'en fructidor an V. Reçu docteur en chirurgie à Paris, le 23 prairial an XI. Nommé professeur à l'Ecole préparatoire de médecine, en 1806. Marié à Agathe Vincent, meurt sans laisser
d'enfants, le 21 mai 1814.

pratique des plaies des armes à feu (1). En l'an IV et en l'an V, elles n'ont trait qu'à des questions générales d'anatomie.

Ces cours attirent un certain nombre de jeunes gens de Poitiers et du département de la Vienne. Une maison isolée dans les jardins de l'ambulance de l'ancien grand séminaire leur est tout spécialement affectée (2). C'est là qu'ils ont lieu sous la direction de Canolle, adjoint au chirurgien en chef Maury. Ils se font sur l'anatomie jusqu'à l'an V, époque de la disparition de cette ambulance et du transfert des blessés à l'Hôtel-Dieu.

Les étudiants qui les suivent sont assez nombreux à Poitiers pour y fonder une *Société médicale d'émulation* (3). « Leur intention, déclare *le Journal de Poitiers*, est de se réunir pour se rendre compte de leurs progrès dans l'étude des différentes branches de la médecine. Ils désirent s'éclairer mutuellement et n'avoir d'autre rivalité que l'ambition de la science, d'autre but que d'être un jour utiles à leurs concitoyens ». Ils se complaisent surtout à discourir longuement sur les qualités morales qu'exige une profession dont la principale, l'humanité, doit occuper la première place dans le cœur de chacun d'eux.

Les préoccupations d'ordre scientifique ou moral n'absorbent point tous les instants dont les élèves peuvent disposer. Nous les voyons, à plusieurs reprises, et notamment le 8 pluviôse an III, assister aux séances du Conseil municipal (4). Comme ils y font beaucoup trop

(1) De la Bouralière, *Mém. Soc. Ant. Ouest*, t. I, 3e série. p. 108.
(2) Arch. hôpitaux de Poitiers.
(3) *Journal de Poitiers* (le 3 messidor an V).
(4. Reg. dél. mun., période int., n° 6.

de tapage, le maire leur ordonne de sortir, tout en invitant les administrateurs de l'hôpital à veiller avec plus de soin sur la conduite qu'ils tiennent.

Le Conseil de santé de l'armée adresse périodiquement au maire de Poitiers un pli cacheté contenant les questions auxquelles doivent répondre, par écrit, les étudiants en chirurgie qui, après quelques mois d'étude, désirent obtenir le grade de chirurgien aide-major de 3ᵉ classe. Un membre du Conseil municipal est chargé par ses collègues de les surveiller et d'envoyer ensuite leurs copies au ministère de la guerre. En germinal an III, une quinzaine de ces jeunes gens vont rejoindre les armées (1). Il en est ainsi jusqu'à la fin de l'an V.

En résumé, l'enseignement de la chirurgie est assuré, d'une façon régulière, par les docteurs régents de la Faculté de médecine, de 1582 jusqu'à 1700. Ils le suppriment au début du xviiiᵉ siècle, mais s'efforcent de conserver les avantages qu'ils en retireraient dans le passé. A la suite de vaines tentatives faites auprès de l'autorité royale pour obtenir les subsides nécessaires au paiement des professeurs et de leurs aides, ils s'en désintéressent d'une façon presque complète.

A la veille de la Révolution, entraîné par le mouvement scientifique qui dirige ceux de sa profession, le chirurgien Le Chasseux reprend cet enseignement à partir de 1781, jusqu'à sa mort, en 1790. Bertault et Piorry le continuent l'année suivante, pour le délaisser bientôt. Le premier le reprend en l'an III, mais le cesse au bout de deux ans.

---

(1) Nous citerons parmi eux : Dorvault, Morichau-Beauchant. Arnaudet, Doré, Douxamy, Dumureau, Bagot, Augry. Gagniard, Amiet, Moricheau Beaupré, Guignard, etc.

L'École centrale, créée en l'an III, comporte dans son programme un cours de médecine et de chirurgie dont Canolle est chargé. Deux ans plus tard, ce cours est supprimé, quand l'insurrection Vendéenne prend fin et que les blessés n'encombrent plus les hôpitaux de Poitiers.

L'enseignement de la chirurgie, quoique fort restreint, rendit de grands services à nos soldats, car il permit d'envoyer sur les champs de bataille nombre de jeunes gens actifs et courageux. Certains d'entre eux firent toutes les guerres de la Révolution et de l'Empire. Ils revinrent ensuite, pour la plupart, en Poitou. C'est là que nous les retrouvons, au début du xixe siècle, exerçant la médecine et la chirurgie avec un dévouement inlassable.

CHAPITRE VI

L'ENSEIGNEMENT DE L'OBSTÉTRIQUE.

Incapacité des sages-femmes. — Cours de Marguerite Le Boursier du
Coudray. — J. Maury nommé professeur. — Annonce des cours. —
Leur durée. — Conditions requises pour les suivre. — Indemnités de
présence pour les élèves. — Concours d'accouchements. — Examens. —
Cours de Canolle (an III-V). — Cours de Gagniard (an XI-XV). — Opinion d'Auchier, chirurgien, sur cet enseignement. — Établissement
d'une maternité (1842).

La Faculté de médecine obligée, comme nous avons
vu, de faire des cours aux compagnons chirurgiens, en
vertu de l'édit de 1579, dut, sans aucun doute, leur donner quelques notions d'obstétrique. Malheureusement,
cet art, pratiqué surtout par les sages-femmes, ou, à leur
défaut, par les chirurgiens, ne semble point, à cette
époque, avoir attiré tout particulièrement l'attention des
médecins. Il en fut ainsi jusqu'à la fin du xviie siècle.

Quant aux sages-femmes, si l'édit de 1692 leur impose
l'obligation de subir un examen pour avoir le droit
d'exercer, et si celui de 1731 les astreint à deux années
d'apprentissage, il n'est point encore question de créer
pour elles, comme pour les chirurgiens, un enseignement particulier.

Un tel état de choses ne manque point de produire des
résultats déplorables. Nombre de femmes et d'enfants

meurent victimes de l'incapacité des matrones qui exercent dans les campagnes. La situation devenant de plus en plus grave, finit par attirer l'attention du comte de Blossac, intendant du Poitou. Renseigné par son collègue La Michaudière qui gouverne l'Auvergne, et son prédécesseur Le Nain qui dirige l'intendance du Bourbonnais, il se résout à créer en le Poitou un enseignement semblable à celui qui existe dans ces deux provinces.

Il fait appel à une maîtresse sage-femme, Angélique-Marguerite Le Boursier du Coudray, qui, pendant quinze ans, avait exercé son art à Paris. Grâce à l'invention d'un grossier mannequin, elle pouvait ajouter à ses leçons orales certains exercices pratiques (1). Après avoir été brevetée par le roi, en 1759, elle se vit octroyer, en 1767, le droit d'enseigner son art dans tout le royaume. Il lui fut permis d'ouvrir des cours publics et particuliers partout où bon lui semblerait. De plus, on la gratifia d'une pension annuelle de 8.000 livres et, plus tard, d'une retraite de 3.000 livres.

Arrivée, le 31 octobre 1764, à Poitiers, la dame du Coudray ouvre ses cours le 15 novembre. Elle les continue jusqu'au 14 janvier de l'année suivante (2). Avant de commencer une nouvelle série de leçons, elle demande au maire la permission de faire une démonstration publique de son art dans la salle de l'hôtel de ville, le samedi 19 du même mois, à 2 heures. Elle a lieu en pré-

---

(1) Dr Delaunay, *l'Obstétrique dans le Maine aux XVIIIe et XIXe siècles*, Le Mans, 1911.

(2) Dr Roland et P. Rambaud, « l'Institution d'un cours d'accouchements à Poitiers au xviiie siècle » (*Poitou médical*, 1er juin 1902). La ville de Châtellerault y envoya quatre élèves qui lui coûtèrent 354 livres (Godard *Livre de raison d'une famille châtelleraudaise*, t I, p. 148).

sence de l'intendant, des médecins, des chirurgiens, de plusieurs personnes de distinction et de tout le conseil municipal.

A la suite d'une nouvelle série de leçons qui durent deux mois, la dame du Coudray réunit encore à la mairie, le 22 mars suivant, les mêmes personnes, en compagnie du lieutenant de police. Elle annonce qu'elle va faire concourir entre eux les élèves en chirurgie qui ont suivi son enseignement. Celui qui mettra le plus d'adresse à opérer, avec son appareil, un accouchement double, sera proclamé lauréat. Les concurrents sont au nombre de douze. Le nommé Joseph Poupet, garçon chez Sartre-Delisle, obtient le prix pour n'avoir mis qu'une minute à effectuer l'opération. Le maire, Jacques Stinville, lui remet « un étui de chagrin, garni de lancettes et orné d'argent aux armes de la ville et de M. le comte de Blossac qui a eu l'obligeance de l'envoyer de Paris ».

La réunion se termine par une allocution de la du Coudray qui remercie l'intendant et le corps de ville « des bons traitemens, égards et politesses qu'elle en a reçu ». Elle termine en faisant cadeau à la municipalité de sa machine avec ses garnitures et d'un livre d'instruction, le tout renfermé dans une grande boîte. Enfin, elle désigne pour la remplacer, en qualité de démonstrateur, le chirurgien Louis-Joseph Maury.

Cette nomination, faite de sa propre autorité, n'étant point du goût des maîtres, ces derniers protestent immédiatement et proposent un autre de leurs confrères à sa place. Pour éviter toute discussion à cet égard, la du Coudray les engage à s'en rapporter à la décision que prendra le comte de Blossac.

Le 3 avril 1765, elle réunit les maîtres chirurgiens et leur déclare que, parmi les élèves sages-femmes, il s'en trouve plusieurs fort capables et fort intelligentes qui voudraient obtenir des lettres de maîtrise. L'un d'eux, Guillaume Piorry, proteste en déclarant qu'elles n'ont pour la plupart que de deux à quatre mois d'apprentissage au lieu des deux ans exigés par les statuts de leur communauté. La du Coudray, sans insister davantage, se lève en déclarant qu'elle soumettra l'incident au comte de Blossac. Les chirurgiens lui répondent qu'ils en feront autant de leur côté.

Après le départ, pour Niort, de la maîtresse accoucheuse, le 4 avril 1765, le receveur de la mairie vient déposer, le 15 suivant, sur le bureau du Conseil, l'état des dépenses que son séjour a occasionnées à la ville pendant cinq mois. Elles se montent à 1.038 livres 3 sols, somme dont il réclame le remboursement.

Après une longue hésitation, la mairie se résout, le 20 mai suivant, à autoriser le versement de cette somme. Comme ce n'est point la municipalité qui a fait venir la du Coudray du Périgord à Poitiers, il est fait observer que cette dépense devrait être mise au compte de l'intendance. Toutefois, personne n'osant présenter une telle observation au comte de Blossac, la ville se voit obligée de payer les frais de voiture, la location des meubles et des instruments de ménage, le bois de chauffage et les chandelles qui ont été employés par la maîtresse sage-femme.

Le comte de Blossac, d'accord avec la du Coudray et sans tenir compte des protestations des chirurgiens, désigne Maury pour continuer les cours d'accouchements. Chaque année, une affiche est remise aux curés des paroisses avec ordre de la lire le dimanche qui en suivra la réception, et cela à l'issue de la messe. Elle a pour but d'indiquer la date à laquelle l'enseignement devra commencer et, en même temps, les conditions exigées de ceux ou de celles qui voudront les suivre. A partir de 1773, *les Affiches du Poitou* la reproduisent tous les ans et, après sa disparition, le *Journal de Poitiers et du département de la Vienne* continue les mêmes annonces.

Tout en les insérant, ces journaux ne manquent point, à l'occasion, de les accompagner d'une certaine réclame. En 1773, *les Affiches du Poitou* vantent cet enseignement. Elles constatent que l'intelligence des auditeurs a pleinement répondu, l'année précédente, au zèle du maître. Les élèves ont tous bien compris les leçons théoriques et pratiques, ce qui leur a permis d'acquérir le diplôme d'accoucheurs ou de sages-femmes.

Cette réclame se continue en 1778 et années suivantes, pour cesser, en 1782 et 1783, par suite d'une omission. Elle reprend en 1784 et se termine par l'eloge de Maury qui saura, comme par le passé, employer pour l'instruction de ceux qui viendront l'écouter, « son talent si connu et son zèle ordinaire qui lui ont valu la reconnaissance publique ».

Sous la Révolution, c'est le directoire du département qui en souligne l'utilité. Son arrêté du 15 avril 1791 déclare que « l homme ne naissant aujourd'hui que pour le service de l'Etat et de la société, sans autre distinction que celle de ses vertus et de ses talents, ces titres inaliénables et sacrés doivent intéresser plus que jamais la sollicitude des corps administratifs sur les moyens de

veiller à sa conservation » (1). Il ajoute que « des ex-
périences funestes n'ont que trop justifié l'insuffisance
des sages-femmes. On en voit une infinité, « surtout dans
les campagnes, qui travaillent aux accouchements sans
avoir la plus légère idée des principes de cet art ». Il se
termine en indiquant la date de l'ouverture des cours.

Le 14 messidor an III, ce même directoire vient dire
que l'art des accouchements est celui qui multiplie et
conserve l'espèce humaine (2). Après avoir injus
tement, du reste, blâmé le passé, de n'avoir rien
fait pour y pourvoir, il vante les législateurs qui ont
perfectionné l'art de rendre l'homme heureux par la
vertu et la liberté. Tout en flétrissant l'ignorance, il
ajoute : « Avec quelle jouissance les hommes libres
ne verront-ils pas les principes précieux de l'art des accouchements ! Avec quel empressement les femmes ré-
publicaines n'honoreront-elles pas la nature et leur propre sensibilité ? » Il termine en déclarant que toutes les
municipalités devront annoncer que l'ouverture des
cours aura lieu le 1er thermidor.

Leur date et leur durée sont assez variables. Tout d'a-
bord, ils commencent vers le 15 mai. Ils ont lieu, par
la suite, vers le 18 janvier, puis en février ou en avril. Au
début de la Révolution, c'est encore en avril, et enfin
en mai. D'une façon générale, leur date varie entre
février et mai, mais ce dernier mois semble avoir été le
plus souvent désigné.

Pendant le séjour de la du Coudray à Poitiers, les

(1) Arch. Vienne, L. 62. Cette délibération est reproduite l'année suivante au début des cours.
(2) Arch. Vienne, L. 210, p. 223.

leçons se continuent, comme nous l'avons vu, pendant deux mois. Il en est ainsi jusqu'en 1778, époque à laquelle on les prolonge un mois de plus. Dans le but de faire des économies, l'intendant Boula de Nanteuil les réduit, en 1786, à un seul, sous prétexte que les élèves mariées restent trop longtemps éloignées de leur ménage. Afin de compenser cette réduction de temps, elles doivent assister à deux leçons par jour.

Les femmes désireuses de les suivre sont tenues, conformément à l'article 72 des statuts généraux du 23 février 1731, d'avoir au moins 20 ans, sans qu'il leur soit indiqué de limite d'âge (1). Le comte de Blossac exige, dans son règlement, qu'elle ne dépasse point la quarantaine (2). Boula de Nanteuil l'abaisse à 35, mais la Révolution la remet à 40 (3). Une règle générale obligeait toutes les élèves à se munir de leur acte de baptême avant de se faire inscrire.

Les aspirantes devaient présenter un certificat du curé de la paroisse qu'elles habitaient, constatant leur bonne vie et mœurs. Certaines s'étant parfois montrées trop peu intelligentes et incapables de profiter de cet enseignement, les curés furent encore priés, en 1780, de vouloir bien indiquer celles qui pourraient avoir des dispositions suffisantes pour faire de bonnes sages femmes. Nous verrons que cette indication, insérée parfois sur les affiches annonçant les cours, eut à cette époque une réelle importance.

(1) En 1807, l'âge fut abaissé à 18 ans, d'après un règlement du ministre de l'intérieur.
(2) En 1781, elles ont respectivement, les unes et les autres, 20, 23, 26 et 38 ans (*Aff. du Poitou*).
(3) Arch. Vienne, L. 210.

Les étudiants en chirurgie, de même que les femmes habitant Poitiers, devaient suivre les cours à leurs frais. Les autres avaient droit au voyage payé, soit par celui qui les désignait, soit par le curé de leur paroisse ou le seigneur de leur localité. Pour éviter de trop lointains déplacements et des dépenses trop considérables, la généralité du Poitou fut divisée en deux sections. La première comprenait Poitiers, Châtellerault, Thouars, Confolens et Saint-Maixent (1) ; la seconde, Niort, Fontenay et Les Sables-d'Olonne (2). Les élèves recevaient 20 sols par jour pour leur nourriture et 2 livres par mois pour leur logement (3). A partir de 1786, le prix de la nourriture fut réduit à 15 livres par mois, soit 10 sols par jour. Celles qui habitaient Poitiers ou les paroisses voisines ne touchaient aucune indemnité.

Le chirurgien Joseph Maury reçoit, en qualité de démonstrateur, une somme annuelle de 200 livres.

(1) Arch. Vienne, L. 622. Le 14 décembre 1768, le chirurgien Aymard, qui enseignait l'obstétrique à Niort, demande à l'intendant de lui permettre d'aller faire des cours à Saint-Maixent. Sa demande est renvoyée au duc de la Vrillière, qui lui en accorde l'autorisation, le 6 mai 1772. Il va même jusqu'à défendre aux matrones non reçues d'exercer, sous peine de 50 livres d'amende. (Arch. Vienne, C. 62.) — En 1772, un cours s'établit à Civray par ordre de l'intendant. Il fonctionne dans les mêmes conditions que celui de Poitiers. (Aff. du Poitou, 1772.) — A Loudun, Gilles de la Tourette commence le sien à partir de 1780 et le continue pendant la Révolution. En 1787, il publie l'Art des accouchements, etc. (Angers, Pavie. — Paris, Leclerc, 2 vol.)

(2) Des cours furent installés à Niort tout d'abord, puis cessèrent. Le chirurgien Dudon les reprit en 1780. Le chirurgien Balard en créa également à Fontenay et les continua jusqu'en 1794. Ils avaient lieu deux fois dans l'année. Chacune des femmes recevait 1 livre 10 sols par jour pour sa nourriture et 10 livres par mois pour son logement. Aucune d'elles ne devait avoir plus de 35 ans et leur nombre ne point dépasser 30. (Société d'émulation de la Vendée, année 1890.)

(3) A Tours, on leur donnait 12 livres par mois. (Dr Delaunay, loc. cit.)

C'est dans sa propre maison, située quartier B, n° 74, près de la poste aux chevaux, que chaque matin, à 8 heures, il donne ses leçons.

Son enseignement est à la fois théorique et pratique. Il se sert, pour le premier, du livre publié par la du Coudray et, pour le second, de la grossière mécanique qu'elle lui a laissée en partant. Cette machine constitue pour lui une invention merveilleuse. « Elle reproduit, dit-il, à l'intérieur comme à l'extérieur, toutes les parties dans lesquelles l'enfant se trouve renfermé dans le sein de sa mère. Elle donne la faculté de le placer dans toutes les positions imaginables et, par conséquent, d'exécuter tous les accouchements possibles. C'est en faisant opérer ses élèves que Mme Ducoudray les instruisit, et l'on sentit que cette méthode était la seule qui pût être employée vis-à-vis des femmes de la campagne » (1). La machine ordinaire se vendait 300 livres et celle de luxe 500 livres (2). L'invention de cette matrone fut, en réalité, à cette époque, fort utile pour l'enseignement de l'obstétrique.

Afin de compléter les leçons, il était donné aux élèves une *Instruction pour l'art des accouchements* (3). Elle comportait deux pages de texte du format petit in-4°. C'était un simple questionnaire comprenant dix demandes avec leurs réponses. Elles avaient trait à l'anatomie du bassin de la femme. Au reste, toutes, très simples, très rudimentaires et sans grande précision.

(1) Arch. Vienne, L. 210.
(2) Dr Delaunay, *loc. cit.* — En 1839, cette même machine ne valait plus que 60 francs. (Arch. Vienne, t. I, 14.)
(3) Arch. Vienne, L. 210.

Les étudiants en chirurgie qui suivent les cours sont en moyenne au nombre de dix à quinze et même parfois vont jusqu'à vingt. Les élèves sages-femmes varient depuis sept, en 1780, jusqu'à quatorze ou quinze et même vingt-deux en 1790 (1). Ce dernier chiffre est le plus élevé qu'on ait pu rencontrer.

Les concours établis par la du Coudray à la fin de chaque série de leçons, se continuent plus tard à la mairie, dans la salle du Conseil. En 1778, quatorze compagnons chirurgiens, âgés de 17 à 24 ans, y viennent concourir en présence de l'intendant et du maire (2). Le premier prix consiste dans « un étui de galucha garni en argent, armé de six lancettes et à châsses de nacre de perles montées d'or », avec les armes de l'intendant à un bout et celles du maire à l'autre. De son côté, le professeur reçoit « un étui portatif de Garangeot, garni d'instruments montés en argent, orné de trois médaillons portant les armes de l'intendant et de la ville avec cette devise : *Ad præmium ducet labor* ».

Le 3 septembre 1790, *les Affiches du Poitou* nous en décrivent un second qui a lieu dans la salle Saint-Côme aux Jacobins. Il est fort brillant, car parmi les concurrents, six se trouvent d'égale valeur. Le sort peut seul décider quel sera l'heureux vainqueur. Il désigne Pierre Augris, né à Laleu en Poitou. On lui remet un lancettier garni de galucha. Tous les autres reçoivent un livre intitulé : *l'Art des accouchements démontré par des principes de chirurgie et de mécanique*, dont l'auteur est André Levret, accoucheur de Mme la Dauphine. A cet

(1) *Affiches du Poitou* et Arch. Vienne, C. 622.
(2) *Affiches du Poitou* (1778).

ouvrage, on ajoute un traité « clair et succinct » *De l'Art des accouchements*, du docteur Robin (1). Plus tard, on leur donne l'ouvrage de Baudeloque.

Le concours est suivi d'examens que passent les étudiants en chirurgie désireux d'obtenir le titre d'accoucheur. Dans ce but, il en est qui suivent les cours pendant deux ou trois ans. Les épreuves sont présidées par le professeur Maury et non par le lieutenant du premier chirurgien du roi. Elles paraissent avoir été peu difficiles. En 1773, tous les aspirants sont reçus, et le jury constate « qu'ils ont bien entendu les leçons qu'on leur a donné tant sur la théorique que sur la pratique de l'art des accouchements, relativement à la machine de la dame du Coudray » (2). Il en est de même pour les quinze qui se présentent en 1783.

Les élèves sages-femmes en passant cette épreuve obtiennent un certificat en vertu duquel elles peuvent se présenter devant la communauté des maîtres chirurgiens qui, après un nouvel examen, leur accorde le titre de maîtresses sages-femmes avec le droit d'exercer. A partir de 1791, Maury seul remplace ses confrères. Il délivre à celles qui lui ont répondu d'une façon convenable, un certificat qu'elles doivent remettre au directoire afin de pouvoir pratiquer leur art (3). Avant de s'en aller chez elles, toutes reçoivent le livre de Mme du Coudray. En 1783, on engage celles qui sont illettrées, de le mettre entre les mains d'une personne capable

(1) Dr Delaunay, *le Monde médical parisien au XVIIIe siècle*, Paris, 1906.

(2) *Affiches du Poitou*. 8 juillet 1773 ; *id* , 1783

(3) Arch. Vienne, L. 21)

de leur en faire la lecture (1). Comme nous verrons plus loin, nombre d'entre elles étaient dans ce cas.

Le cours de Maury, commencé en 1767, se continue sans interruption sous les auspices de l'intendant, puis ·de la commision intermédiaire et enfin du directoire du département. Le 7 mai 1791, il en offre le programme aux membres du Conseil municipal et, à cette occasion, prononce un discours dans lequel il développe « les sentiments d'un patriote et d'un bon citoyen » (2). L'année suivante, absorbé par ses fonctions de chirurgien de l Hôtel-Dieu, il est obligé d'abandonner ses leçons pour donner ses soins « du matin au soir », comme il le dit, aux blessés qui arrivent de l'armée de l'Ouest.

Le 16 prairial an III, il demande la permission de les reprendre, car n'ayant plus guère de malades à soigner, il jouit de toute sa liberté. Il propose au directoire la réimpression de son affiche de 1792, dans le but de l'adresser à toutes les municipalités du département (3). A la fin de la demande, il fait observer qu'autrefois les femmes de la campagne « n'avaient qu'une routine sans principes, occasionnant une foule incalculable d'accidents dont l'humanité gémissait et qui nuisaient à la population ». Enfin, il dépose sur le bureau un court mémoire dans lequel il donne un aperçu de la façon dont l'enseignement avait lieu et des dépenses qu'il occasionnait.

Ce fut la dernière fois que se firent les cours créés par le comte de Blossac. Le 22 floréal an III, le citoyen Ba*

(1) *Affiches du Poitou*, 1783.
(2) Rég. del. mun., n° 198.
(3) Arch. Vienne, L 210.

raillon, représentant du peuple en mission, prend un arrêté dans le but d'installer une Ecole centrale à Poitiers, conformément à la loi du 7 ventôse précédent (1).

L'article 1er de cet arrêté dit que « le professeur d'hygiène qui enseignera l'art des accouchements, comprendra dans son cours « le régime propre aux femmes enceintes, les accidents, les maladies auxquelles elles sont sujettes en cet état, le moyen d'y remédier, le manuel des accouchements, les suittes de couches et leur traitement, le sevrage, les maladies et l'éducation physique du nouveau-né ». L'article 2 invite les officiers de santé des campagnes et les sages-femmes à venir y assister.

Le 5 messidor suivant, Canolle, ayant obtenu au concours la place de professeur, commence ses leçons. Il débute par un discours dans lequel il insiste sur la nécessité de la repopulation. « Les projets des potentats, dit-il, font de temps en temps à la race des hommes des playes terribles qui semblent épuiser la masse des générations vivantes » (2). Il continue par passer en revue les différentes causes de la dépopulation et il insiste sur les fautes commises au cours des accouchements. Il termine en engageant les mères à donner elles-mêmes le sein aux nouveau-nés et fait pour cela appel à leurs maris. « L'estime de vos épouses, ajoute-t-il, les

(1) Arch. Vienne, L. 271.
(2) Ms. appartenant au docteur Mérine, qui a eu l'aimable obligeance de nous le communiquer. Les cours se divisent en quatre grandes parties comprenant : 1° l'étude du bassin ; 2° l'accouchement normal ; 3° les accouchements anormaux ; 4° les soins à donner à la mère et à l'enfant. Le tout se subdivisait en vingt neuf chapitres.

premières caresses de vos enfants, ne valent-elles point
toutes les flagorneries de l'adulation et tout le bavar-
dage de la coquetterie. Bientôt, nous serions réduits à
détester la beauté si elle tuait la sensibilité. »

L'abolition de ce cours, qui ne dura que deux ans, nous
est signalée par un article du *Journal de la Vienne* en
date du 10 germinal an V. L'auteur de l'article rappelle
les obligations que la ville de Poitiers avait contractées
à l'égard de Maury qui, pendant trente ans, enseigna
l'art des accouchements (1). Dans l'intérêt de l'humanité, il serait utile qu'il reprenne ce cours qui, dans
le passé, avait eu tant de succès. « La patrie réclame de ses talents cette preuve de son amour pour
l'humanité et pour la chirurgie. »

Le 1er prairial an X, le Conseil général de la Vienne,
frappé du grand nombre de décès occasionnés par les
sages-femmes, « déclare qu'il importe de les faire cesser
et d'établir un cours d'accouchements à Poitiers où les
femmes qui se livrent à cet état, dans les différens arrondissements, seront reçues et instruites, comme elles
l'étaient autrefois sous l'ancien intendant » (2). La
dépense à prévoir est fixée à la somme de 1.508 francs.

Le 15 floréal an XI, dans le but d'obéir à la loi du
19 ventôse précédent, qui prescrit l'établissement dans le
principal hospice de chaque département d'un cours an-
nuel d'accouchements, à la fois théorique et pratique, le
Conseil général se décide à le mettre à l'Hôtel-Dieu de

(1) Le 6 ventôse an VII, Fleurant Jarrieau, chirurgien à Saint-Pierre-
les-Eglises, demande au Directoire la permission d'ouvrir un cours gratuit d'accouchement à Chauvigny, sous la surveillance de la municipalité.
Il n'obtient aucune réponse. (Arch Vienne, L. 271.)
(2) Arch. Vienne, N. I, 1 *bis*.

Poitiers. Les sages-femmes des divers arrondissements, de même que les officiers de santé qui voudront se présenter devant le jury médical, pourront le suivre. Une somme de 1.500 francs est votée pour les frais qui devront en résulter.

Cet enseignement se continue pendant les deux années qui suivent. Le 1er prairial an XIII, *le Journal de Poitiers* fait savoir qu'au nombre des cours gratuits de médecine « se trouve celui de Gagniard, docteur en chirurgie, qui traitera des soins à donner aux femmes enceintes. Il développera les lois et le mécanisme de l'accouchement naturel, les moyens de la nature et les ressources de l'art dans de telles circonstances, etc. » (1). Il aura lieu dans la salle de l'ancien département, à partir du 15 prairial. Ce fut le dernier des cours libres institués pour les sages-femmes à Poitiers. L'année suivante, l'école de médecine ayant été ouverte, Canolle eut de nouveau la charge d'enseigner, avec les opérations chirurgicales, l'art des accouchements.

Si, au point de vue officiel, les leçons sur l'obstétrique rendirent des services dans les campagnes, ils n'en furent pas moins l'objet de nombreuses critiques formulées par des personnes au courant de cette question. En 1777, la dame du Coudray écrit elle-même que son enseignement devrait s'adresser surtout à des chirurgiens

---

(1) Gagniard (Laurent), né à Poitiers en 1776, nommé chirurgien de 3e classe dans l'armée navale, y figure de thermidor an III à ventôse an IV. Passe, du 23 fructidor an IV au 15 nivôse an X, au 6e régiment d'infanterie. Reçu docteur en chirurgie à Paris, le 16 vendémiaire an XI ; adjoint comme chirurgien à Maury à l'Hôtel-Dieu de Poitiers, en 1802 ; lui succède quelques années plus tard. Nommé professeur d'anatomie et de physiologie à l'Ecole de médecine en 1806, meurt le 23 juillet 1821.

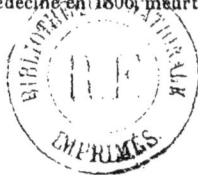

7

chargés, par la suite, d'instruire les sages-femmes (1).
On éviterait ainsi la peine de déplacer quantité de femmes souvent imbéciles et sans aptitudes qui ne retireraient aucun fruit de ses leçons et ne laisseraient que le
regret « des dépenses inutiles qu'on aurait fait pour elles ».

Une lettre du 19 août 1779, adressée aux *Affiches du
Poitou*, déclare que, malgré les cours de Maury, on n'obtient qu'un maigre résultat au point de vue du niveau
scientifique des matrones. La cause en est à l'entêtement
et à l'imbécillité des gens de la campagne qui, par
routine, croient qu'on ne peut rien apprendre en dehors
de leurs paroisses, et que, pour faire une bonne accoucheuse, il n'est pas nécessaire d'aller « accoucher un fan-
tôme ou des femmes de bois ». Nombre de celles en-
voyées à Poitiers par les curés, n'ont point eu de succès
auprès des paysannes qui, dans la majeure partie des
paroisses, ont refusé de les employer (2). Nos bonnes
campagnardes, trop souvent victimes des élèves de
Maury, préféraient s'adresser à des praticiennes dont
elles connaissaient l'expérience.

Le réquisitoire le plus complet écrit contre cet enseignement, par trop sommaire, est celui que fit, en 1774,
un certain Auchier, maître chirurgien à Niort et membre
de la communauté des chirurgiens de Civray (3). Son
travail fut présenté à la Commission intermédiaire du
Poitou, en 1788.

Il commence par prouver, à l'aide de quatre exemples,

(1) Dʳ Delaunay, *loc. cit.*
(2) Le lieutenant de police de Civray menace de poursuivre les femmes non **diplômées** et de les faire condamner à 20 livres d'amende, en
vertu de l'article 77 du règlement des chirurgiens de 1731.
(3) Arch. Vienne, C. 622.

que les matrones ne sont point instruites et ne sauraient l'être dans l'état actuel. La science des accouchements est bien trop compliquée pour qu'on l'apprenne sans études et sans dissections (1). Les connaissances anatomiques du bassin de la femme et les positions prises par les enfants ne sauraient être connues autrement. Les machines, ou « phantômes », ne peuvent servir qu'après avoir pratiqué de telles recherches.

Les sages-femmes sont actuellement privées de ces deux moyens. Quelques-unes ont, il est vrai, reçu des leçons de Mme du Coudray, mais, « à peine une en a profité, et tout est oublié. Je ne crains pas même d'ajouter (sûr d'être avoué de tous les gens instruits) que le cours de cette dame a été plus nuisible qu'utile. Il s'est formé des demi-savantes qui, sans rien approfondir, se sont crues ses égales ; devenues téméraires, elles ont négligé d'appeler des chirurgiens dans les cas difficiles et il en est résulté de funestes effets ». Aussi, plusieurs filles, frappées de ces accidents dont elles ont été témoins ou qu'elles ont entendu raconter, préfèrent le célibat au mariage.

Un seul cours existant à Poitiers, la province tout entière peut-elle en profiter ? Le peu de temps qu'il dure et son caractère purement théorique sont insuffisants pour instruire des femmes sans instruction dans l'art des accouchements. « La majeure partie ne sait pas lire, et beaucoup ont si peu de mémoire, qu'elles oublient promptement ce qu'on leur a dit. »

(1) En 1790, le médecin Gallot écrit que les maux de sein sont très répandus en Poitou à la suite de couches souvent très fâcheuses, tant par la misère que par les mauvaises manœuvres des sages-femmes et des chirurgiens ignorants qui sont, après les charlatans, les plus destructeurs des campagnes. (Soc. ém. de la Vendée, année 1871, p. 129.)

Il termine en proposant de créer des cours à Niort et d'envoyer des professeurs dans les gros bourgs voisins. Ils choisiraient les personnes les plus intelligentes. L'Hôtel-Dieu de cette ville devrait avoir une salle spéciale destinée aux pauvres femmes à la veille d'accoucher. On y installerait quelques lits, séparés des autres, pour les accouchements clandestins des filles dépourvues de tout secours. On pourrait y recevoir celles qui voudraient se faire soigner par les élèves sages-femmes. L'enseignement comprendrait : 1º l'emploi du modèle ou « phantôme » ; 2º les opérations obstétricales sur nature ; 3º le traitement à faire après l'arrivée de l'enfant ; 4º il serait bon d'y ajouter des leçons sur les qualités que doivent posséder les nourrices, et créer, dans la maison, des professeurs avec un bureau pour celles qui voudraient se louer.

Ces sages observations nous portent à croire que l'article 71 des statuts de 1731, qui exigeait des futures matrones deux années d'apprentissage, était devenu lettre morte. De là, l'erreur des intendants qui, à la suite de la du Coudray, crurent qu'un enseignement oral, accompagné de quelques manipulations à l'aide d'un mannequin, pouvait suffire à rendre des femmes peu cultivées aptes à exercer un art parfois fort difficile.

Les étudiants de l'école de médecine de Poitiers demandent, en 1833, avec l'appui de leurs professeurs, la permission de visiter les détenues sur le point d'accoucher, qui se trouvaient au petit hôpital de la Visitation (1). Cette permission leur est refusée, sous prétexte que « la pudeur

_____

(1) P. Rambaud, « l'Ecole de médecine de Poitiers à ses débuts ». (*Arch. médico-chirurgicales du Poitou*, 1900.)

publique et privée, autant que la discrétion dues à des femmes que le repentir peut accompagner, s'y opposent ».

Enfin, le ministre de l'intérieur, par sa circulaire du 6 octobre 1837 et sa lettre du 14 août 1838, invite le Conseil général de la Vienne a fonder une maternité. Il ajoute que seules, les villes de Poitiers et d'Arras en sont encore dépourvues (1). Quatre ans plus tard, le docteur Claude-Charles Barilleau, directeur de l'Ecole de médecine, obtient l'achat d'une maison appartenant à Fourreau de Beauregard. En 1742, la maternité y est installée près de l'Hôtel-Dieu, sous la direction du docteur Delphin Bonnet, secondé par la dame Piot, maîtresse sage-femme. Ainsi fut établi l'enseignement complet de l'obstétrique, dans des conditions qui n'ont point varié jusqu'à nos jours.

(1) P. Rambaud, « l'Ecole de médecine de Poitiers à ses débuts ». (*Arch. médico-chirurgicales du Poitou*, année 1909.)

CHAPITRE VII

LES EXAMENS DE MAÎTRISE.

Les examens sont obligatoires pour la maîtrise. — Conditions imposées avant de les subir. — Demande adressée au lieutenant. — Convocation des maîtres. — Certificats à leur présenter. — La tentative. — Composition du jury. — Les médecins. — Le lieutenant. — Les prévôts et doyens. — Les autres maîtres. — Interrogations faites au xvie siècle. — Chef-d'œuvre des lancettes. — Les examens d'après les statuts de 1711, 1723 et 1730. — Epreuves diverses à subir. — Intervention des magistrats devenue parfois nécessaire. — Acte de réception. — Restrictions du droit d'exercer. — Serment à prêter et droits de boîte à verser.

Son stage terminé, le compagnon, désireux de faire partie d'une communauté, doit passer des examens devant les maîtres qui la composent. C'est une règle d'ordre général, plus ou moins rigoureusement observée dans toutes les corporations d'arts et métiers. L'article 3 des statuts de 1427, dit expressément que nul ne pourra s'ingérer d'exercer la chirurgie, sans avoir été au préalable examiné. Seule, la profession de barbier reste libre, à condition de montrer tout simplement qu'on est capable de poser un premier bandage en attendant l'arrivée du chirurgien. Jusque dans la seconde moitié du xviie siècle, ces deux professions n'en font qu'une, au point de vue de leur exercice.

Les anciens statuts n'entrent dans aucun détail sur la

façon dont les examens doivent se passer. L'article 3 de
ceux de 1571, déclare simplement qu'ils auront lieu
en présence du lieutenant et des jurés, « à la manière
accoustumée de tout temps ». Ceux de 1711 sont les
premiers à nous en donner une idée précise. Elaborés
par les maîtres en chirurgie de Poitiers, ils paraissent
avoir été une simple reproduction des usages du passé.
Les derniers, de 1723 et de 1730, ne font qu'en modifier
quelques articles dans le but de rendre les épreuves
plus longues et plus difficiles.

Le règlement de 1571 déclare, par son article 13, que
ceux « qui voudront venir à l'examen, devront prendre
et tenir lettres scellées du lieutenant pour lesquelles ils
payeront 1 livre » (1). Le candidat les demande en compagnie d'un maître qui porte le titre de conducteur. Le
12 février 1618, Jehan Chicard prie Etienne Thevet de
vouloir bien convoquer ses confrères afin de savoir la
date à laquelle il pourra passer ses examens (2). Ce dernier
lui répond qu'il lui faut d'abord choisir un conducteur
avec lequel il s'entendra et qui le dirigera dans ce qu'il
devra faire.

D'après les statuts de 1721 et de 1730, le conducteur
est tenu d'avoir au moins passé cinq années dans l'exercice de sa profession. Il a le droit d'assister à toutes les
épreuves, sans pouvoir interroger le candidat ni prendre
part aux délibérations du jury, sous peine de perdre les
émoluments qui lui reviennent. Son rôle est de veiller à
ce que le premier observe bien toutes les règles, et si,
malgré cela, il commet des fautes, de les lui faire réparer

(1) Arch. Vienne, D. 10.
(2) Min. Chesneau, notaire.

sans attendre l'intervention du lieutenant. Aucun acte ne
peut se passer hors de sa présence, sauf en cas de maladie. Enfin, il est tenu d'accompagner l'aspirant qui portera les bulletins de convocation chez les maîtres. En
cas de refus de sa part, le lieutenant ou le prévôt seront chargés d'y pourvoir.

Le 19 février 1656, Pierre Thevenet vient, pour la
seconde fois, déclarer à Dardin, lieutenant du premier
chirurgien, « qu'il désiroit soubz son bon plaisir, et celui
de messieurs les maistres de ceste ville, se présenter pour
aspirer à parvenir à la maîtrise de chirurgie à Poitiers
et, pour ce faire, supplie et requiert led. Dardin de luy
donner un bulletin pour faire la convocation et assemblée du corps et communauté des maistres pour l'examen
et approbation accoustumés » (1). Ces sortes de som-
mations respectueuses à l'égard du lieutenant se rencontrent assez souvent.

Quand ce dernier est absent, le premier juré le remplace. Le 2 mai 1642, Mathurin Dardin prend la place
de Brice Gay. Ce dernier étant à la campagne, près de
Poitiers, trouve d'abord indécent que le candidat ait parlé
à son serviteur au lieu de s'adresser à sa femme (2). Il
s'oppose ensuite à l'envoi des bulletins, puis s'en rap-
porte à la décision du présidial

Les bulletins sont remis au dernier chirurgien reçu à
la maîtrise. Il doit les distribuer à tous ses confrères. Le
27 février 1641, Brice Gay refuse de les confier au candidat Jacques Gouin, sous prétexte qu'il veut les remettre

(1) Min. Bourbeau, notaire.
(2) Min. Maxias, notaire.

à Jean Jacquart dont la réception n'est point encore définitivement arrêtée, tandis que Belon est le seul qui soit
désigné pour les recevoir (1). Au surplus, il trouve fort
irrespectueux de la part de Goin, « qui a mangé sept ans
son pain en qualité de serviteur », de ne pas vouloir
attendre cinq ou six semaines, la fin du procès qui est
engagé sur cette question des examens.

A partir de 1692, le candidat est tenu, en demandant
au premier juré royal les bulletins de convocation, de
lui remettre ses contrats et quittances d'apprentissage.
L'un d'eux déclare, le 28 février 1698, que la communauté ne refuse jamais, dans ce cas, de se réunir aux
Jacobins afin d'y « tenir escole » (2). Pour cette distribution de bulletins, il est perçu 4 livres.

Les statuts de 1730 déclarent que l'aspirant présentera
au lieutenant une requête, signée de sa main et de celle
du conducteur. Il l'accompagnera de son acte de baptème
et de ses certificats de bonne vie et de catholicité. Ce
dernier est exigible dans toutes les maîtrises, à partir de
l'édit du 14 mai 1724 qui complète celui de 1698, émis
dans le but d'empêcher les protestants d'exercer la chirurgie.

Les règlements de 1714, 1723 et 1730, divisent les candidats en différentes catégories, au point de vue de leur
immatriculation. Les fils de maîtres passent avant les
autres. Parmi les premiers, ceux dont les pères sont les
plus anciens dans la communauté, ont la préférence. Il
en est de même pour les apprentis, les garçons ou serviteurs qui ont exercé dans la ville de Poitiers. Enfin, les

(1) Min. Bourbeau, notaire.
(2) Min. Royer, notaire.

aspirants dont l'apprentissage remonte à la date la plus éloignée, sont classés avant leurs camarades.

Le local dans lequel ont lieu les épreuves orales est celui qui sert aux réunions de la communauté. Elles ont lieu, comme nous avons vu, à partir de 1583, et, même avant cette date, jusqu'en 1628, chez les Augustins, puis, par la suite, aux Jacobins. Les épreuves pratiques se font, d'abord, chez les maîtres jurés ; mais, à partir de 1621, au jardin royal de médecine (1). Là, se trouve le four destiné à dessécher les cadavres et la salle dans laquelle se font les leçons d'anatomie.

Le premier examen, appelé de vie et mœurs, se passe, d'après une entente entre médecins et chirurgiens, du 4 septembre 1624, en présence du lieutenant et des trois jurés assistés de trois maîtres dont les noms sont tirés au sort (2). Il se termine, après le dépouillement des certificats, par deux questions que chaque membre du jury doit adresser au candidat sous forme de tentative.

Les statuts de 1711 renvoient le candidat devant un jury composé des deux jurés royaux, des deux plus anciens maîtres et du médecin conseiller du roi. Chacun de ces personnages touche, comme jeton de présence, la somme de 2 livres.

Les règlements de 1723 et de 1730 simplifient toutes ces formalités. Le lieutenant se contente d'adresser l'aspirant au prévôt en charge, à titre purement consultatif. Si sa situation est régulière, il lui remet les billets de convocation qu'il devra porter au domicile des maîtres. Ensuite,

---

(1) P. RAMBAUD, La pharmacie en Poitou jusqu'à l'an XI » (Mém. Soc. Ant. Ouest. t. XXX, 2ᵉ série.)
(2) Min. Johanne, notaire.

il sera tenu de lui verser 4 livres, et 3 livres seulement au greffier. En cas de nécessité, il lui est permis de ne porter les convocations que la veille de la séance.

Pour se présenter à l'examen, la première condition à observer, dit le règlement de 1571, est, après avoir terminé son apprentissage, d'être quitte envers le maître chez lequel il a été fait. L'ordonnance de 1692 exige que le candidat soit non seulement de bonne vie et mœurs, mais encore qu'il ait demeuré comme apprenti, pendant deux ans, dans une ville possédant une communauté de chirurgiens, puis quatre ans en qualité de stagiaire chez les maîtres, ou six ans, soit dans les hôpitaux, soit à l'armée, avec certificats à l'appui. A partir de 1711, il faut y joindre un acte de baptême et prouver qu'on n'a point servi chez les perruquiers des villes de province.

Avant l'immatriculation définitive, l'aspirant est tenu de verser, à l'avance, une certaine somme que l'édit du 16 février 1692 porte à 150 livres (1). Cette somme globale est ensuite remplacée, en 1723 et 1730, par des versements séparés qui se font au début de chaque épreuve et dont le montant est variable.

Pendant de longues années, les chirurgiens restent seuls à interroger les candidats sous la présidence de leur lieutenant. En juillet 1556, ceux de Tours ayant obtenu du roi Henry III un règlement particulier, il leur est enjoint de ne plus faire passer d'examens qu'en présence de médecins (2). En 1571, Charles IX ne fait que renou-

---

(1) Le 28 février 1698, Jonathan Pillault-Fontaine offre 150 livres pour les droits d'examen et se charge, en outre, de payer le médecin. Enfin, s'il est nécessaire, il est prêt à déposer 500 livres comme caution. (Min. Johanne, notaire.)

(2) Arch. Vienne, D. 11.

veler cette prescription en y exigeant deux de ces derniers. Enfin, l'article 87 de l'édit de Blois de 1579 confirme cette décision, à laquelle la communauté des maîtres
s'était déjà soumise depuis 1575.

Cette soumission aux ordonnances reçut une première
atteinte, constatée par une requête des docteurs régents,
en date du 28 novembre 1588 (1). Invités à l'examen
d'Etienne Thevet pour 9 heures du matin, ils y allèrent,
mais les chirurgiens n'y vinrent pas. Furieux de cette
insolence, ils déclarèrent que leur convocation « était
une mocquerie du lieutenant et des maistres qui se jac-
taient recevoir le candidat sans eux ».

En 1595, les chirurgiens obligés de subir leur présence
affirment qu'ils peuvent bien assister aux examens, mais
qu'ils ne possèdent point le droit « d'approbation ou
d'improbation » (2). Peu flattés de remplir un rôle aussi
effacé que celui « de sergens et de recors », les docteurs
portent l'affaire devant le présidial.

Le 15 novembre 1596, ce tribunal déclare qu'en vertu
des statuts donnés à Mantes, le 2 février 1594, les examens de Mathurin Dardin se passeront devant deux
médecins et qu'il sera reçu à la pluralité des voix. Leur
droit étant reconnu depuis plus de vingt-quatre ans, ils
l'exercent dans l'intérêt du public. La chirurgie doit être
surveillée, car « c'est l'ung des arts ausquels les faultes
peuvent se commectre avec le plus grand péril ».

Cet arrêt n'empêche point les chirurgiens de protester et de déclarer que, seul, leur lieutenant peut approuver les actes de réception. Au surplus, les docteurs

(1) Arch. Vienne, reg. 6 ,S.
(2) Arch. Vienne, D. 11.

n'assistent point aux opérations. Leur présence à tous les actes serait cause que le résultat des examens dépendrait d'eux seuls.

L'arrêt du Parlement, du 18 septembre 1597, tranche temporairement la question (1). Il déclare, conformément à l'édit d'avril de la même année, que les épreuves auront lieu devant le lieutenant et les maîtres jurés. Quant aux deux médecins désignés par la Faculté, ils n'y assisteront qu'un seul jour sans toucher aucun salaire (2). Après de longues discussions, une entente intervient entre les parties, le 4 septembre 1624. Les médecins assisteront aux deux premières épreuves ainsi qu'au chef-d'œuvre, avec voix délibérative.

L'ordonnance de 1692, ayant créé un médecin juré royal à Poitiers, c'est à lui seul que revient la charge de siéger aux examens de chirurgie (3). Cette charge que les membres de la Faculté exerçaient chacun à leur tour pendant une année, leur coûta la modeste somme de 2.000 livres.

Les rapports entre médecins et chirurgiens ne s'améliorent point quand bien même un seul de ces premiers reste en présence des autres. Le 23 janvier 1693, le lieutenant Faulcon se plaint d'avoir été insulté par le Dr Mauduyt lors de l'examen de Mervache (4). Ayant été appelé ivrogne, il dut lui répondre que c'était lui-même qui se trouvait pris de vin. Du reste, après avoir proféré quelques paroles injurieuses, il ne tarda point à s'endormir.

(1) Arch. Vienne, D. 11.
(2) Arch. Vienne, D. 10. Le règlement de la Faculté, de 1617, veut que deux docteurs assistent à toutes les épreuves.
(3) Arch. Vienne, reg. 7, S.
(4) Arch. Vienne, D. 12.

L'ordonnance de 1692 finit cependant par être régulièrement observée. Les docteurs assistent à tous les examens de maîtrise et touchent pour chacun d'eux la somme de 2 livres. Les statuts de Versailles ne maintiennent leur présence qu'à six d'entre eux. Mais, au lieu de 2 livres, ils ont droit à 4 livres. Ils sont tenus, selon leur déclaration de 1729, de voir si l'on observe bien les règlements, « si les interrogations sont convenables, car, autrement, ils imposeraient silence aux interrogations si les questions étaient hors de chirurgie, comme de médecine et de pharmacie » (1). A la fin de chaque séance, ils recueillent les votes et prononcent le résultat obtenu à la majorité. L'acte de réception est inscrit sur un registre, en ayant soin d'y mettre qu'il s'est passé en présence de M. X.., conseiller du roi, docteur régent de la Faculté, qui a signé le premier.

Les statuts de 1730 permettent aux médecins d'assister à la tentative, puis, au premier et aux deux derniers examens, avec droit à une rémunération de 3 livres pour chacun d'eux. Aucun délégué de la Faculté de médecine n'ayant été convoqué aux épreuves passées par Dumont, elle s'empresse de protester, le 24 juillet 1732, contre un pareil oubli. Le 4 août suivant, ses membres font sommation aux chirurgiens d'avoir à les prévenir, comme le veut l'ordonnance de 1692 (2). De plus, ils s'entendent avec leurs confrères de Paris, qui prennent hautement partie contre les chirurgiens. Toutefois, ces derniers, soutenus par La Peyronie et Pichault de la Martinière, pre-

(1) Arch. Vienne, reg. 8, S.
(2) *Id.* Le 2 août 1732. Ph. Mauduyt était allé chez le lieutenant Jean Thoreau déposer un acte de protestation. (Min. J. Décressac, notaire.)

miers chirurgiens du roi, obtiennent gain de cause, obligeant ainsi les docteurs à s'en tenir aux statuts de 1730 et à perdre de la sorte 20 livres par examen.

D'après une entente passée le 4 septembre 1624, le lieutenant assiste à la tentative en compagnie des trois jurés et de trois maîtres dont les noms sont tirés au sort. Il en est de même pour les deux épreuves qui suivent. En ce qui concerne les opérations et l'anatomie, la communauté entière a le droit d'y être présente. Cependant, à partir de 1711, tous les maîtres peuvent interroger les candidats à la seconde épreuve ainsi qu'aux suivantes.

Les statuts de 1723 et 1730 exigent que la tentative ait lieu devant le lieutenant, le prévôt et le doyen. La première et la dernière épreuve de l'examen des trois semaines, se passent en présence de tous les chirurgiens, mais quatre d'entre eux ont seuls le droit d'interroger avec les membres du bureau. Pour l'ostéologie, le lieutenant tire au sort les noms des deux maîtres, qui, avec lui et le prévôt, font les interrogations. Il en est de même en ce qui concerne les fractures, l'anatomie, les saignées et la matière médicale. Au dernier, le lieutenant est assisté du prévôt, et de six confrères choisis parmi les plus anciens qui, après les épreuves terminées, admettent ou refusent définitivement le candidat.

Les examens de chirurgie se divisent, comme il est de règle dans les professions médicales, en deux parties, l'une purement théorique et l'autre purement pratique.

Etienne Thevet déclare, en 1603, qu'à Poitiers les épreuves subies par les chirurgiens sont fort rigoureuses. Elles comportent la connaissance du corps humain, « la division des parties, leur situation, connexion, forme, action, usage et tempéramments, et des maladies, la nature et essence d'icelles, les signes et la curation par les médicaments et opérations. Sur les médicaments, on demande la qualité, la quantité, l'occasion d'en user et la manière, et sur les opérations, quelles elles sont, ce qu'il faut considérer avant de procéder à icelles en l'acte d'opération, et après, ensuite, aux particularités requises, sans aller chercher des circonstances par argumens contraires, comme on fait ès autres sciences » (1). Le candidat ne doit point hésiter dans ses réponses. « L'examen n'a pas lieu par écrit, ajoute-t-il, car, autrement, on pourrait faire recevoir un cordonnier qui apprendroit par cœur les règles tirées d'un bon auteur ».

En 1595, lors de l'examen de Pierre Demayré, on lui donne, comme épreuve pratique, l'incision d'un chien dans plusieurs endroits à la gorge, puis « des saignées, flébotomies, ligatures et autres opérations sur deux hommes ou subjets amenés dans la salle » (2). Pour l'oral, on l'interroge « sur les coustures des plaies et sur toutes les différences d'icelles ». Aussitôt la réponse faite, il lui est prescrit de couper les nerfs récurrents et d'exécuter une suture simple, « selon la forme des pelletiers ».

Le candidat est ensuite tenu de répondre aux interrogations sur les fractures simples, sur les moyens de les remettre, puis, sur les dislocations et fractures compliquées avec plaies. On lui pose aussi des questions concernant les plaies, leur définition, leurs causes, leurs différentes espèces, « avec leurs pronostics et leur curation » ; les

(1) Etienne Thevet, *les Erreurs qui se commettent du faict de la cherurgie*, p. 110.
(2) Arch. Vienne, D. 11.

abcès ou aposthèmes, leurs causes et curations ; les tumeurs, bosses, tant pestilentes que vénériennes, leur nature et différences, avec leurs remèdes spéciaux ; le prurit,
les pustules, les aspérités, les galles, le psora, la lèpre des
Grecs et, de plus, le traitement de toutes ces affections.
Enfin, on le questionne sur la sixième partie de la chirurgie du *Guidon* de Chauliac (1). Pour terminer, il lui
est demandé les diverses fractures du crâne.

L'examen anatomique, ou chef-d'œuvre, se passe d'a-
bord chez les maîtres. Ainsi, Abraham Pellejay est tenu
d'aller, le 1er mars 1585, chez Pierre André, qui, étant
malade, charge son fils de le « réputer ou présenter en
présence des maîtres » (2). En 1692, à l'examen des bandages, au lieu de payer un homme pour servir de mannequin, le lieutenant invite l'un de ces derniers à en faire
fonction à titre gratuit (3). Cela, tout simplement, dans
un but économique.

Certain chef-d'œuvre qui cesse d'être exécuté au cours
du xviie siècle, est celui des lancettes. Un des maîtres
désigné comme « garde-marques » doit apposer un poin-
çon sur chacun de ces instruments. Ainsi, le 20 janvier
1602, Ferrand, qui remplit cette fonction, les orne d'une
fleur de lis (4). Il les remet ensuite au candidat Jehan
Normandeau, qui est tenu, selon l'usage, de les fabriquer
dans la boutique du premier juré.

Le règlement de 1711 établit, après la tentative, « un

(1) Guy de Chauliac, *Guidon de la pratique de la chirurgie pour les barbiers et chirurgiens*, 1363.
(2) Arch. Vienne, D. 11.
(3) Arch. Vienne, D. 13.
(4) Min. Chauvet, notaire. Le 3 janvier 1583, un maître est élu « garde-marque », en présence de toute la communauté. (Arch. Vienne, D. 11.)

8

acte de grand et premier examen qui comporte quatre
séances tenues pendant deux jours, soir et matin ». Les
demandes et réponses sont consignées par le greffier,
sur un registre spécial. Vient ensuite « l'acte anatomique », qui dure quatre jours de suite au jardin royal
de médecine. Il est suivi de la grande épreuve que l'on doit
subir pendant deux jours, soir et matin. Dans une dernière réunion, le lieutenant proclame le résultat des
examens. C'est ainsi qu'ils ont lieu au xviiᵉ siècle. Le
règlement suivi à cette époque ne fait que maintenir les
anciennes coutumes observées de tout temps.

Les statuts de 1723 et 1730 déclarent que le premier
examen, dit des trois semaines, se passera en interrogations sur les principes de la chirurgie, « sur le chapitre
singulier et sur le général des tumeurs, des plaies ainsi
que des ulcères ». Chacun des 7 examinateurs question-
nera pendant une demi-heure. Le second comprendra,
le premier jour, « le général de l'ostéologie sur toute la
tête ; sur la poitrine, l'épine et sur les extrémités supé-
rieures et inférieures ». Le second jour, « les fractures,
dislocations et maladies qui en surviennent, sur les bandages et appareils ».

Les épreuves d'anatomie qui suivent ne peuvent avoir
lieu qu'entre la Toussaint et le 1ᵉʳ avril. Tout d'abord,
elles concernent « l'anatomie des parties principales, en
commençant par le bas-ventre, la poitrine, la tête et ensuite les extrémités ». Des opérations se font sur un
sujet humain, et, à son défaut, sur « des parties d'ani-
maux convenables ». Le second jour est pris par des opérations de chirurgie concernant la tête, la curation des
tumeurs et des plaies, l'amputation, la taille, le trépan,

le cancer, l'empyème, les hernies, les ponctions, les fistules, les ouvertures des abcès, et, enfin, toutes les principales opérations.

La semaine des saignées qui vient ensuite, comporte, d'abord, la pratique des opérations de ce genre, la manière d'ouvrir les veines, de les ligaturer et de poser des bandages. Elle comprend, en outre, l'étude des anévrismes, des accidents de la saignée et des moyens d'y remédier. Le second jour, terme de ce genre d'épreuves, est consacré aux interrogations sur les médicaments simples et composés, les émollients adoucissants, résolutifs ou autres, employés dans diverses maladies ; enfin, sur les emplâtres, cataplasmes, fomentations d'huiles, baumes simples ou composés, leurs vertus et leurs propriétés.

Le dernier examen, dit de rigueur, auquel assistent six maîtres tirés au sort, avec le lieutenant et les prévôts, comporte des interrogations générales « sur les faits de la pratique chirurgicale ».

Après la fin de chaque épreuve, le candidat est avisé de la décision du jury. En cas de refus, on le renvoie à trois mois pour se représenter.

S'il est admis, le lieutenant lui fait prêter serment et le greffier lui remet ses lettres de maîtrise qu'il doit signer avec les examinateurs.

Dans toutes les maîtrises et jurandes, les examens entraînent de nombreuses discussions suivies de procès interminables. Les maîtres cherchent, parfois, à éliminer de futurs concurrents, afin de conserver pour eux et pour les enfants qui leur succéderont, la plus large part des bénéfices qu'il est possible de retirer de leur profession.

Les chirurgiens ne firent point exception à cette règle. Aussi, les magistrats durent-ils intervenir dans maintes occasions et, parfois, contrôler eux-mêmes les examens.

Le 19 juillet 1699, Jehan Belon fait sommation à Thevet d'avoir à lui donner jour pour le dernier examen, attendu que son chef-d'œuvre est terminé (1). Il lui répond qu'il ne le convoquera qu'après avis du procureur du roi. Le 2 août 1638, c'est le procureur qui s'oppose à la réception de François Péronneau qui, à la suite d'une condamnation, n'a pas fourni « d'une sentence absolutive » (2). Le 22 novembre 1640, Jehan Constant, avocat du roi, assiste aux examens de Pierre Toyon qui, en vertu d'un arrêt, doit les subir avant Jacquemart (3). Le 2 juillet 1677, ceux de Léonard Lombrette ayant eu lieu pendant l'absence du procureur du roi, et cela, malgré l'arrêt du 6 juin précédent, le lieutenant général y fait opposition (4). L'aspirant qui a été « syflé » proteste à son tour, mais on lui enlève des mains le registre de la communauté sans qu'il puisse y consigner sa protestation.

Le 23 juillet 1755, le lieutenant Charrier se dit accusé par Hilaire Bourie d'avoir reçu du candidat Jacques Cirotteau une somme de 50 livres afin de le recevoir à la maîtrise. Son accusateur prononce, en outre, à son égard, des paroles tellement injurieuses « que sa pudeur ne lui permet pas de les repéter » (5). Pour ce motif, il refuse de faire partie du jury.

---

(1) Min. Royer, notaire.
(2) Min. Bourbeau, notaire.
(3) Min. Martin, notaire. Le procès se termina le 9 août 1641, par un arrêt désignant les chirurgiens examinateurs. (Id.)
(4) Min. Chevalier, notaire.
(5) Min. Darbez, notaire.

Afin d'obvier à des refus, parfois peu motivés, l'article 62 des statuts de 1730 autorise le candidat conscient de son savoir, à s'en faire donner acte par le lieutenant. Il peut ensuite se pourvoir devant le premier chirurgien du roi et obtenir de lui l'autorisation de subir l'examen soit à Paris dans la salle Saint-Côme, soit dans une ville voisine, en cas d'éloignement. S'il est jugé capable, les épreuves subies devant les maîtres de la communauté de Poitiers sont considérées comme nulles. Des faits de ce genre se rencontrent dans l'histoire des autres maîtrises, mais c'est le Parlement qui, toujours, désigne les nouveaux jurys.

L'examen terminé, ceux qui l'ont fait passer, après avoir juré de dire la vérité, déclarent si le candidat est capable ou non. Dans le premier cas, le procès-verbal de sa réception est inscrit sur le registre de la maîtrise. Il est, en conséquence, autorisé à pratiquer son art « dans la ville, les fauxbourgs et la banlieue, de mettre une enseigne et de pandre des bassins. Il doit pratiquer lui-même sa profession et ne point l'abandonner aux soins de sa femme ou de son serviteur, car, seul, il a le droit de percevoir des honoraires » (1). Ni lui ni sa femme ne peuvent louer leur boutique. Enfin, il participera aux frais qu'exigeront les procès présents et à venir que la communauté soutiendra. Etant le dernier reçu, il devra convoquer ses confrères aux assemblées. Après avoir accepté toutes ces conditions, on l'oblige à fournir un acte notarié du procès-verbal de sa réception.

Certaines restrictions, au point de vue de l'exercice de

_____

(1) Arch. Vienne, D. 11. Nombreuses réceptions entre 1575 et 1598

son art sont, à l'occasion, imposées au nouveau maître. Elles visent surtout, ceux qui sont admis par ordre du maire et des échevins pour les récompenser d'avoir servi à l'hôpital de la peste ou bien à l'Hôtel-Dieu. Le 12 octobre 1593, l'acte de réception de Sylvain Porcher porte « qu'il practiquera luy seul, en aulcune forme et manière quelconque que ce soyt, de deux ans antiers ». Il sera tenu de se faire accompagner chez ses clients, d'un juré ou du lieutenant (1). Pendant tout ce laps de temps, « il ne pourra pandre ou faire pandre enseignes de chirurgie et enseigne de boistes ».

Le 17 avril 1628, Martial Parreau est admis dans les mêmes conditions. Il ne devra placer des bassins à sa boutique, qu'un an après la fin de la peste qu'il est chargé de combattre (2). Ceux qui sont reçus de la sorte, restent tenus de soigner les malades de l'Hôtel-Dieu ou de l'hôpital de la peste, pendant une période de temps qui va depuis deux ans jusqu'à quinze.

Nous n'avons pu constater qu'une seule tentative faite, le 5 août 1684, par un nommé Adrien Bion, pour exercer son art grâce à des lettres de maîtrise acquises à beaux deniers comptants. Cet individu les présente au maire de Poitiers dans le but de les faire enregistrer. Les chirurgiens s'y opposent et déclarent qu'étant valables seulement pour les métiers et professions mécaniques, elles ne sauraient concerner leur profession, et cela, en vertu

(1) Min. Martin, notaire. Le 3 novembre 1643, un individu se disant barbier du duc d'Orléans, veut s'établir à Poitiers sans subir d'examen. Après avis pris des chirurgiens, le maire lui permet seulement de tenir des bains et des étuves sans exercer la chirurgie. (Reg. dél. mun., n° 94, p. 30 et 83.)

(2) Johanne, Min. notaire.

des déclarations du roi et arrêts du parlement (1). Ils
obtiennent facilement gain de cause.

Toute personne admise à faire partie d'une communauté doit, en entrant, prêter serment d'en observer
les statuts, puis verser ensuite une certaine somme
à la caisse commune. L'article 33 des statuts de
1711 maintient l'ancien usage qui était de donner une
paire de gants au médecin et à chacun des maîtres présents à l'examen (2). Après cela, de leur offrir à tous
« un repas honneste, comme s'est toujours pratiqué après
avoir prêté serment ». Pour la dernière fois, les statuts
de Versailles maintiennent le don des gants neufs.

Jusqu'au xviiie siècle, il est difficile de savoir ce qu'il en
coûtait pour être reçu à la maîtrise. Le 17 janvier 1625,
Jean Cothereau donne en mourant, à son fils François,
la somme de 1.000 livres, jugeant qu'elle suffira à payer
sa réception.

Le 27 août 1638, Jehan Cochet emprunte à son futur
confrère Nicolas Caron celle de 700 livres (3). Il déclare vouloir l'employer à se faire recevoir, selon « qu'il
a esté arresté et accordé par les maistres ».

D'après l'ordonnance de 1692, la communauté encaisse
à chaque réception la somme de 150 livres. Les statuts
de Versailles la réduisent à 60 livres, puis ceux de 1750
la font remonter à 100 livres. Dans ce dernier cas, le

---

(1) Reg. dél. mun., n° 129.
(2) En 1667, Abraham Cahays, sieur de la Vallée, hôte du logis où pend
pour enseigne l'*Oiseau du paradis*, réclame au chirurgien Pilorget une
somme de 12 livres restant à payer de son festin de jurande de réception
en l'art et maîtrise de chirurgie, plus 24 sols qu'il devait avant cette
réception. (Arch. Vienne, Gref. civil du présidial.)
(3) Min. Royer, notaire. Min. Johanne, notaire.

nouveau maître ne la versera que si ses confrères
ont fait, depuis deux ans, une anatomie publique, car,
autrement, il ne devra rien.

Les sommes remises aux examinateurs sont très variables. En 1711, chacun d'eux reçoit 2 livres, tandis que
les autres maîtres présents n'ont que 10 sols par personne.

Les statuts de 1723 accordent, au premier examen,
10 livres au lieutenant, 20 livres au second et 6 livres
au dernier. Les prévôts ont chacun 4 livres au premier,
6 livres au second et 4 livres au dernier. Le greffier a
droit à 4 livres au premier, 5 livres au second et 2 livres
au dernier. Enfin, les maîtres qui interrogent obtiennent
2 livres chacun au premier, autant au second et 3 livres
au dernier. Quant à ceux qui n'interrogent pas, leur présence seule vaut 1 livre à chacun d'eux. En réalité, le
candidat doit verser, pour Poitiers, une somme approxi-
mative de 220 livres.

Les statuts de 1730 augmentent légèrement les droits
de présence des examinateurs, ce qui, avec les 100 livres
exigées, en cas d'anatomies publiques, peuvent porter les
dépenses du candidat à 300 livres environ. A cette somme,
viennent s'ajouter les frais occasionnés par l'achat des
gants et par le banquet de réception.

Le programme des examens subis par les candidats à
la maîtrise en chirurgie semble avoir été assez sérieux.
Par malheur, son application souleva bien des conflits
et bien des procès (1). Les magistrats durent intervenir

(1) Le 14 janvier 1711, les médecins de Poitiers portent plainte au
présidial contre les chirurgiens, qui reçoivent des maîtres sans apprentissage ni examen. Il est ordonné que « les aspirants à la maîtrise seront

en maintes occasions afin de rétablir le bon ordre dans la communauté. Les fils ou parents de chirurgiens furent, selon une coutume fortement établie dans les jurandes, particulièrement favorisés au cours de leurs examens. Aussi les examinateurs ne semblent-ils point avoir toujours pratiqué l'impartialité indispensable dans de telles circonstances.

reçus après apprentissage, subi examens et fait opérations et chef-d'œuvre anatomique, à peine de 20 livres d'amende ». (Arch. Vienne, Gref. civil du présidial.)

CHAPITRE VIII

LES EXAMENS DES AGRÉÉS ET DES CHIRURGIENS DE CAMPAGNE.

Création des agréés. — Leurs examens. — Leur incapacité. — Un examen sommaire pour Poitiers. — Obligation imposée, en 1692, aux
chirurgiens de campagne de passer des examens. — Les épreuves à subir
et les droits à payer. — Ignorance des candidats. — Lettres de maîtrise. — Chirurgiens habitant le ressort du présidial de Poitiers. —
Procès contre ceux qui ne sont pas reçus dans cette ville. — Poursuite
intentée en Bas-Poitou, à. Thouars et à Parthenay. — Statuts de 1723
abolissant l'ordonnance de 1692. — Procès avec les chirurgiens des
environs de Poitiers.

Les statuts de 1730 créent une nouvelle catégorie de
chirurgiens que l'on appelle des agréés. Cette création
résulte, en somme, de l'extension donnée à l'article 24
du règlement de 1723. Cet article autorise les compagnons, employés chez les veuves, à exercer après avoir
subi « une légère épreuve » et payé 10 livres au lieutenant, 3 livres à chaque prévôt, 4 livres au greffier,
1 livre 10 sols à chacun des maîtres et 100 livres à la
bourse commune.

L'article 58 des statuts de 1730 permet à tout garçon
qui a servi six ans dans les hôpitaux ou chez les maîtres
de se faire agréger aux communautés. Comme examen,
il doit seulement répondre, pendant trois heures, à des
interrogations faites sur toutes les parties de la chirurgie.

Les examinateurs sont le lieutenant, les prévôts et le doyen. Leurs confrères peuvent assister aux épreuves. Ils touchent le quart des droits ordinaires et la bourse commune, seulement la moitié si le candidat appartient à une autre jurande. S'il en est autrement, il verse 100 livres.

Les agrégations sont passées souvent par des chirurgiens qui exercent déjà dans d'autres villes ou à la campagne. Elles ne semblent point, du reste, avoir été bien brillantes, si nous en croyons les lettres-patentes du 30 décembre 1750.

Ces lettres déclarent qu'il s'est glissé des abus considérables dans l'exécution des statuts de 1730, et cela, par la facilité avec laquelle les aspirants trouvaient à se faire recevoir à la maîtrise dans certaines communautés peu nombreuses de petites villes. Cela, sans brevets d'apprentissage en forme régulière, et même sans examens suffisants, sous promesse qu'ils faisaient de ne point s'installer dans la localité. Munis de ce diplôme, ils allaient se faire agréer ailleurs. Aussi, leur incapacité et leur conduite peu régulière furent-elles causes que le public n'eut point confiance en eux. En résumé, ils débutaient par une petite ville pour se fixer, ensuite, dans une autre plus importante.

En ce qui concerne Poitiers, les agréés n'y furent point nombreux. A partir de 1774, nous n'en trouvons qu'un seul (1). C'est un nommé Charreaudeau, qui habitait la rue Neuve, en 1789.

On rencontre, au cours du xviie siècle, un examen

(1) *Almanach de Poitiers* (de 1789).

sommaire qui a lieu dans des conditions toutes spéciales. Le 22 janvier 1629, René Dufresne demande au Conseil municipal l'autorisation de se faire recevoir chirurgien en passant des épreuves de ce genre. Il promet, à cette condition, de donner ses soins aux malades de l'Hôtel-Dieu atteints d'hernies ou de pierres. Cette requête est accueillie avec bienveillance par les échevins qui la trouvent « fort civile et se déclarent très encleins à lui faire gratification, vu ses offres charitables et fort utiles au public, ce dont il a donné des preuves » (1). Les chirurgiens, consultés à leur tour, se disent très disposés à lui faire passer les examens dans sa propre maison.

Ceux qui veulent exercer la chirurgie à la campagne, sont, en principe, tenus de subir des examens devant les maîtres d'une ville voisine (2). L'article 6 des statuts de 1427 dit expressément que les personnes pratiquant dans les petites localités, bourgs, châteaux ou villages, se feront recevoir dans la ville la plus proche. Il en est de même du règlement de 1571 (3). « Ceux, dit-il, qui voudront lever leur ouvrouer » iront devant le lieutenant et les jurés des villes les plus proches se faire examiner, « affin que les passans et habitans puissent être mieux et plus sûrement servis ».

Au xviie siècle, il dut y avoir quelques examens pour les chirurgiens de campagne. Un acte du 4 juillet 1671 nous dit que, pour ces sortes d'examens, le lieutenant appellera les maîtres jurés et que les interrogations

(1) Reg. dél. mun., n° 79, p. 221, 230.
(2) Un arrêt du Parlement de Paris, du 18 décembre 1597, prescrit aux chirurgiens établis dans la vicomté, de venir dans cette ville s'y faire examiner.
(3) Arch. Vienne, Reg. 8 S.

seront faites par lui ainsi que par le plus ancien et le plus
jeune de ses confrères, selon l'ordre du tableau (1). Enfin
le 5 juillet 1678, nous trouvons, cité dans une pièce de
procédure, le nom d'Antoine Rousselot, qui s'établit à
Mauléon, après avoir été reçu à Poitiers (2).

L'ordonnance de 1692 ne fait que remettre en vigueur
les prescriptions du passé. C'est ainsi que les chirurgiens
de Poitiers sont amenés, dans leur règlement de 1711, à
indiquer la façon dont les examens de ce genre devront
avoir lieu. L'article 34 déclare que les candidats feront
deux actes en présence du médecin, des deux jurés, des
deux plus anciens et des deux plus jeunes maîtres désignés à tour de rôle. En cas d'absence de l'un de ces derniers, il perdra son tour de présence, s'il n'a aucun motif
à faire valoir.

L'aspirant paiera le droit ordinaire de 150 livres, plus
2 livres à chacun des jurés et anciens maîtres. Les plus
jeunes, ne pourront recevoir qu'une livre 10 sols. Enfin,
les Jacobins qui louent la chambre Saint-Côme percevront
pour cela une somme de 1 livre 10 sols.

Une fois établis, les chirurgiens, reçus de la sorte, souf-
friront les visites des jurés de Poitiers. Elles auront lieu
tous les ans, et pour chacune il sera perçu 2 livres. Tout
apprenti placé à la campagne devra être inscrit sur les
registres de la communauté, et lui verser 5 livres. Enfin,
pour l'ouverture d'une boutique, on payera 2 livres.

Les statuts de 1730 divisent les examens de ce genre
en deux catégories. Les uns devront être passés par ceux
qui désireront s'établir dans les villes dépendant du res-

(1) Min. Rullier, notaire.
(2) Arch. Vienne, Gref. civil du présidial.

sort du présidial, et les autres, par les candidats qui voudront exercer dans les villages ou bourgs dépendant de cette même juridiction.

Les aspirants qui appartiennent à la première catégorie sont tenus d'avoir deux ans d'apprentissage et trois ans de stage. Ils ont à subir deux épreuves de trois heures de durée chacune, devant le lieutenant, les prévôts, le doyen et deux maîtres tirés au sort. La première comporte l'anatomie, l'ostéologie, les fractures et les luxations. La seconde comprend la saignée, les apostèmes, les plaies, les ulcères et les médicaments. Après réception et serment prêté, on doit payer, en fait de droits, 30 livres au lieutenant, 7 livres 10 sols aux prévôts, au doyen et aux maîtres, 20 livres au greffier, 6 livres au médecin, ou 20 livres à la bourse commune, si ce dernier est absent.

Ceux qui veulent s'installer dans les bourgs et villages ont à faire deux ans d'apprentissage et autant de stage. Ils ne passent qu'un seul examen d'une durée de trois heures. On les interroge sur les principes de la chirurgie, les saignées, les apostèmes, les plaies et sur les médicaments. Les examinateurs comprennent le lieutenant, les prévôts et deux maîtres. Le nouveau reçu prête serment, puis verse 70 livres au lieutenant, 5 livres à chacun des autres membres du jury, 10 livres au greffier, 5 livres au médecin ou, s'il est absent, 20 livres à la communauté.

Le 15 août 1725, la Faculté de médecine de Poitiers déclare que jusqu'en 1723 elle put déléguer un de ses membres pour assister aux examens des chirurgiens de campagne comme à ceux de leurs confrères de la ville (1).

(1) Arch. Vienne, Reg. 8 S.

L'année suivante, elle ajoute qu'il serait urgent de prendre des mesures pour obliger les candidats à donner la preuve qu'ils ont fait deux ans d'apprentissage et demeuré autant chez des maîtres de chef-d'œuvre ou dans les hôpitaux. Enfin, les examens devraient comprendre quatre actes : l'anatomie, les saignées, les opérations et les pansements (1). Le 16 février 1729, le doyen Mauduyt écrit au chancelier de France que les candidats qui se présentent n'ont appris qu'à faire la barbe (2). Le 20 du même mois, une autre lettre adressée à la Faculté de médecine de Paris lui fait savoir que les chirurgiens jurés ont délivré frauduleusement des lettres de maîtrise pour la campagne, sans qu'aucun des médecins n'ait été appelé aux examens (3). Comme la communauté des chirurgiens a fait disparaître ses registres, ils ne peuvent apporter la preuve de ce qu'ils avancent.

En 1760, dans un mémoire que les docteurs régents adressent au comte de Saint-Florentin, ils conviennent qu'ils sont présents à l'unique examen des chirurgiens des petites villes ou des campagnes du ressort du lieutenant de Poitiers (4). Ils perçoivent 6 livres pour les premiers et 5 livres pour les autres.

Les lettres de maîtrise délivrées par le lieutenant énumèrent les certificats présentés par le candidat avec les matières de l'examen et sa date. Celle qui est donnée à Simon Champion, le 11 juillet 1787, nous fait savoir qu'il est âgé de 26 ans, bon catholique et que son apprentissage

(1) Arch. Vienne, Reg. 8 S.
(2) *Id.*, Reg. 9 S.
(3) *Id.*, Reg. 8 S.
(4) Arch. Vienne, D. 13.

avec son stage ont duré huit ans. Présenté par Le Chasseux pour s'établir dans « le districq » du lieutenant des
chirurgiens de Poitiers, il a été examiné sur les saignées,
les « aposthèmes », les plaies et médicaments, en présence du médecin Méreau. Il devra exercer dans les
bourgs et villages dépendant du ressort de Poitiers,
notamment à Dissais, et ne pourra se déplacer sans la
permission du lieutenant. Dans les « opérations déci-
sives, il sera tenu d'appeller un maître de la communauté
qui lui donnera des conseils, et cela, à peine de nullité de
ses lettres de maîtrise. » Le diplôme, signé du lieutenant
et du greffier, est timbré d'un cachet rouge aux armes de
la communauté.

Le lieutenant en Poitou du premier chirurgien du roi
possède, en principe, le droit de délivrer des lettres de
maîtrise à tous les chirurgiens qui veulent s'établir dans
les villes et villages du ressort de la sénéchaussée et présidial de Poitiers. En fait, il n'en est point question jusque
vers la fin du xvii⁰ siècle. Ceux qui exercent dans les
faubourgs de la ville ne subissent aucun examen (1).
Ce n'est seulement qu'à partir de l'arrêt du grand
conseil du 3 novembre 1682, qu'ils doivent s'y soumettre.

Le titre de chirurgien ne semble pas avoir été très
recherché dans les campagnes, jusqu'au xviii⁰ siècle. On
lui préfère généralement celui d'apothicaire, car ceux qui

---

(1) Arch. Vienne, D. 12. Cet arrêt avait été donné en premier lieu en
faveur des chirurgiens de la ville de Chartres. Le nommé Verdalle, poursuivi à la demande des médecins, ne doit prescrire que des poudres,
pilules, « bolus, ptisanes ». Toutefois, on peut lui tolérer, dans ces
conditions, l'exercice de la chirurgie.

le possèdent exercent à la fois les deux professions (1).
Toutefois, après l'ordonnance de 1692, comme il devient
impossible de faire de la chirurgie sans diplôme, il en
résulte que nombre de ces praticiens prennent le double
titre de chirurgien et d'apothicaire. Ce dernier est complètement abandonné vers la seconde moitié du
xviiie siècle, même par ceux qui exercent cette double
profession.

Jean Faulcon, qui se qualifie de lieutenant du premier
chirurgien du roi en Poitou, est le premier à essayer
d'étendre ses prérogatives sur les chirurgiens des séné-
chaussées dépendant du présidial. Dans un acte passé,
le 10 avril 1684, entre lui et Jacques Rivois, lieutenant
à Civray, il est convenu qu'il touchera la moitié des
droits que ce dernier percevra dans l'étendue de sa juridiction (2). Cette juridiction comprenait un certain
nombre de localités voisines de Civray comme Brion,
Usson, Château-Garnier, Limalonges et autres plus
éloignées, ainsi que Périgné, Aulnay, Melle, etc.

Il est certain qu'en 1688, des compagnons, désireux de
s'établir aux environs de Poitiers, viennent dans cette
ville se faire examiner. Le 18 juin de cette même année,
plusieurs chirurgiens se plaignent de ce que l'on choisisse
toujours les mêmes parmi les membres de la communauté pour interroger les candidats (3). Ils veulent aussi
que les droits perçus soient versés à la bourse commune
et appliqués au paiement de leurs dettes.

---

(1) P. Rambaud, « la Pharmacie en Poitou jusqu'à l'an XI », p. 56
(*Mém. Soc. Ant. Ouest*, t. XXX, 2ᵉ *série*).
(2) Min. Chevalier, notaire.
(3) Min. Dubois, notaire.

Après l'ordonnance de 1692, les jurés royaux entendent exercer les droits qu'elle leur confère sur les chirurgiens de la campagne. Le 8 février 1695, François Sa-
moyeau, juré à Thouars, fait condamner par le présidial
le nommé Bartel, qui exerce à Argenton-Château (1). Il
l'oblige à passer ses examens devant lui, sa communauté
ayant acheté la charge de juré royal le 8 décembre 1693,
moyennant la somme de 400 livres à laquelle s'était
ajoutée celle de 40 livres pour les 2 sols par livre exigés
en plus.

Les chirurgiens de Thouars ayant reçu François Logeais,
établi à la Forêt-sur-Sèvre, sont à leur tour poursuivis
par ceux de Poitiers. Après avoir perdu leur procès au
présidial, ils en appellent au Parlement de Paris. Dans
la crainte d'avoir à supporter de gros frais, ils consentent,
le 5 juin 1697, à transiger avec leurs confrères (2). Ils
pourront continuer à recevoir des candidats à la maîtrise,
mais ces derniers seront tenus, à la première réquisition,
d'aller prêter serment devant les jurés royaux de Poitiers. Le tout, sans frais, dans le but seulement d'y prendre
d'autres lettres de maîtrise. C'est ainsi que le chirurgien
Cavoleau obtint les siennes.

Les jurés royaux cherchent en même temps à imposer
leur juridiction dans le bas Poitou. Le 24 août 1696,
Roman Hulin, établi à Tiffauges, reçoit une assignation

---

(1) Min. G. Decressac, notaire. Les frais du procès se montant à 152
livres 17 sols restent à la charge des chirurgiens de Thouars. Le 1er septembre 1704, ces derniers font condamner devant le présidial les nommés
Dupré, Pierre Bonnet, Augustin Chevreau, qui exercent à Bressuire, les
obligeant à passer des examens devant eux. (Arch. Vienne, Gref. civil du
présidial.)
(2) Arch. Vienne, Gref. civil du présidial.

d'avoir, en vertu de l'ordonnance de 1692, à cesser l'exercice de la chirurgie et de la barberie, avec défense de tenir
boutique ouverte, à peine de 50 livres d'amende, tant
qu'il n'aura pas été reçu à Poitiers (1). Des poursuites
ont lieu, le 23 août 1698, à l'encontre de Gilles Deniault
de Saint-Christophe de Ligneron. Il en est de même, le
28 février 1698, pour Lambert, de Bois-de-Céné, et, le
15 mars suivant, pour Bernard de Brandois, demeurant à
la Garnache. Dans certains cas, les chirurgiens déjà reçus
devant une communauté l'appellent en garantie quand
ils sont poursuivis par une autre (2). Le 20 juillet 1702,
Jean Courtin, chirurgien à Sigournais, assigne de la sorte,
devant le présidial, le nommé Paul Besly, juré royal à
Fontenay-le-Comte, devant lequel il a passé ses examens.

Les jurés royaux de Poitiers prétendent avoir droit de
juridiction et d'inspection sur tous les aspirants et les
maîtres en chirurgie dépendant de la maréchaussée ou
présidial de cette ville, avec le droit de les interroger les
premiers et de leur donner des lettres de maîtrise. C'est
pourquoi ils demandent qu'il soit ordonné à Courtin de
se présenter devant eux afin de les obtenir, et que, de
plus, on le condamne à l'amende, sauf son recours contre
les chirurgiens de Fontenay dont il prétend les avoir
reçus. Enfin, que ces derniers aient à verser 103 livres
d'amende, Sigournais n'étant point du ressort de leur
sénéchaussée. En dernier lieu, qu'ils aient à s'abstenir
désormais de délivrer de semblables lettres.

L'arrêt intervenu donne raison aux chirurgiens de

(1) Arch. Vienne, Gref. civil du présidial.
(2) Id., ib.

Poitiers qui obligent ceux de Fontenay à restituer à Courtois l'argent qu'ils ont perçu pour sa réception.

Un procès du même genre ayant eu lieu, en février 1702, contre Jean Delaveau et Jean Delacroix, chirurgiens à Lusignan, J. Boucault, juré royal en exercice, pensa qu'il serait préférable d'avoir recours à la persuasion pour amener les chirurgiens de la campagne à subir les examens devant les maîtres de la communauté de Poitiers (1). Pour cela, il se décida, le 27 mars 1704, à partir à cheval, avec plusieurs de ses confrères, dans le but de les faire passer à tous ceux qui exerçaient la chirurgie sans être munis d'un diplôme.

Il ne semble point que, dans cette tournée, lui et ses confrères aient été accueillis avec enthousiasme par les candidats qu'ils allaient recruter de la sorte. La première question et, croyons-nous, la plus difficile à régler, fut celle des fraïs d'examen. On les marchanda plus ou moins longuement avant d'arriver à s'entendre à l'amiable (2). Une partie seulement de l'argent promis devait être versée au comptant et, pour le reste, on donnait un billet payable plus tard. En résumé, les parties s'accordèrent entre 30 et 40 livres. Il y eut loin entre ces sommes et celle de 150 livres, au moins, exigée par l'ordonnance de 1692.

L'examen est singulièrement simplifié et n'apparaît que comme une simple formalité à remplir. Voici, du reste, parmi plusieurs certificats du même genre, celui que Boucault délivre, le 4 juin 1704, à Pierre Dubeda :

« Nous, J. Boucault, maître chirurgien royal de la ville

(1) Arch. Vienne, Gref. civil du présidial.
(2) Min. Le Carlier, notaire.

de Poitiers et ressort d'icelle, étant à faire notre tournée
en Bas-Poitou, s'est comparu Pierre Dubeda, aspirant à
la maîtrise de chirurgien de campagne, lequel nous auroit
présenté sa requeste aux fins de parvenir à lad. maîtrise de chirurgien pour la campagne et l'aurions en conséquence interrogé sur différentes maladies du corps
humain et faict devant nous *par supposition* la trépana-
tion et l'ouverture des rainilles. Lequel, auroit bien
répondu et opéré, l'ayant trouvé et jugé capable, nous
l'aurons reçu et admis à lad. maîtrise de chirurgien pour
la campagne, pour exercer led. art maîtrise de chirurgie
dans toute l'estendue de nostre ressort, à l'exeption de
notre ville et banlieu et a, led. Dubeda soussigné, prêté
le serment entre nos mains et évangilles, touchées. Faict
au bourg de Puydescrre les jours et an susdits. »

Dans cette même localité et le même jour, Louis
Vexiau, après avoir été interrogé sur diverses maladies,
« fait l'opération de la saignée du pied, *par supposition*
et celle du trépan ». Larsonnier, demeurant à Mouchamps,
est aussi vaguement interrogé « sur les opérations de chirurgie et maladies du corps humain ». Ainsi, sont reçus
en mai et juin : Michel Charlot à Aubigny, Louis Fortuné à la Flocellière, Charles Tabarit à Réaumur, Jean
Ayrault à Mouilleron, David et Clément Proust à Sainte-
Hermine, Villemeau à Palluau, etc. Bref, le voyage entrepris par Boucault qui coûta 1.865 livres, laissa un
bénéfice de 689 livres 15 sols à la communauté.

Quelques années plus tard, en 1715, la série des poursuites recommence. Sont condamnés, en mars et juin de
cette même année : Delaunay, Nobiron, Jean Villiers et
Carré demeurant à Palluau ; puis, François Bouquier de

Saint-Fulgent, tous du bas Poitou. La dernière procédure à laquelle se livrent les jurés royaux de Poitiers a
lieu contre ceux de Parthenay. Le 23 août 1723, Pierre
Fouchier, établi à Verruie, fait appel d'une sentence du
8 février précédent, qui émane du bailli de Parthenay. Il avait été condamné, pour avoir refusé de passer
ses examens dans cette ville qui, alors, ne possédait
point de jurés royaux (1). L'arrêt du présidial cassa le
jugement et déclara que désormais les candidats de Parthenay devront prendre des lettres de maîtrise à Poitiers
s'ils en ont été jugés capables. Faute de ce faire, il leur
interdit l'exercice de la chirurgie, sous peine de 50 livres
d'amende.

L'édit de 1723, qui rétablit le lieutenant du premier
chirurgien du roi, supprime complètement les prescriptions de l'ordonnance de 1692. Il amène ainsi le rétablissement de l'ancien régime. De nouvelles maîtrises se
constituent dans le voisinage de Poitiers, dont une à
Lusignan qui est à sa porte.

Malgré ce changement, les chirurgiens veulent encore
continuer, comme par le passé, à recevoir pour le ressort d'un autre tribunal. Le 14 juillet 1735, René Chachereau, lieutenant à Thouars, les poursuit à la suite de
l'examen subi devant eux par un candidat qui devait s'établir dans cette ville (2). L'arrêt qu'il obtient leur fait défense d'admettre qui que ce soit pour toute l'étendue du
bailliage. Afin de s'assurer que cet arrêt était bien respecté,
le même Chachereau fait sommation, le 17 mai 1738, à ses
confrères de Poitiers, d'avoir à lui montrer le registre de

(1) Min. Dupont, notaire.
(2) Arch. Vienne, E. 3.

leurs délibérations. Après avoir attendu une réponse, de 8 heures du matin à midi, il dut se retirer sans l'avoir obtenue.

Une communauté voisine de Poitiers, celle de Parthenay, étant sur le point de disparaître, son lieutenant, Jean Rousseau, fait condamner, le 8 juin 1736, Charles Bourdeau, qui a subi ses examens dans la première de ces villes (1). Après sa suppression, les chirurgiens de Poitiers consentent, le 3 septembre de la même année, à maintenir à l'ancien lieutenant la jouissance de ses droits (2). Ils attendront sa mort pour obliger les candidats de cette ville à se présenter devant eux.

Quelques procès ont encore lieu contre les chirurgiens qui exercent aux environs, sans posséder de diplôme. Le 20 février 1746, Allain, établi à la Villedieu, doit payer 500 livres d'amende aux maîtres de Poitiers (3). Le 19 juillet 1749, Chardon, demeurant à Archigny, et Rideau à Angles, sont condamnés à la même peine.

En 1760, la Faculté de médecine déclare que l'on ne reçoit guère plus de deux ou trois chirurgiens par an pour la campagne (4). Cette indication nous paraît exacte. En effet, si l'on parcourt le registre des recettes du couvent des Jacobins, de 1728 à 1790, on trouve que ces moines ne touchaient guère qu'une, deux ou trois fois, et rarement quatre, la somme de 1 livre 10 sols à laquelle ils avaient droit pour la location de leur salle Saint-Côme qui servait aux examens (4). En réalité, la

(1) *Affiches du Poitou*, 26 septembre 1778.
(2) Arch. Vienne, Gref. civil du Présidial.
(3) Arch. Vienne, D. 13.
(4) Arch. Vienne. Reg. 261.

communauté des chirurgiens de Poitiers dut se contenter, après les disparitions des jurés royaux, de ne recevoir que les seuls candidats désireux de s'établir dans son voisinage.

CHAPITRE IX

L'EXERCICE DE LA CHIRURGIE PAR LES MAITRES CHIRURGIENS.

Choix d'une maison. — Importance du logement des maîtres. — Les enseignes. — Instruments de barberie. — Matériel de chirurgie. — Médicaments. — Réglementation de l'exercice de la profession. — Visites
faites par le lieutenant. — Les qualités d'un bon praticien. — Malades
soignés au domicile des maîtres. — Exercice illégal de la médecine. —
Droit de publicité. — Soins payés par abonnement. — Art dentaire.
— Opérations chirurgicales. — Maladies secrètes. — Exercice illégal de
la pharmacie. — Publicité des remèdes. — Embaumements. — Lutte
contre les perruquiers. — Paiement des honoraires. — Guérisons à forfait. — Chirurgiens des monastères.

Après sa réception aux examens, le chirurgien doit
être de bonne vie et mœurs pour posséder le droit
d'exercer sa profession. De plus, jusqu'au xviiᵉ siècle,
aucun « mezel ou mezelle », c'est-à-dire lépreux et
lépreuse, ne peut pratiquer cet art, dans la crainte de
contaminer le public.

Les actes de réception spécifient que les nouveaux
maîtres ont le droit d'ouvrir boutique et d'y pandre des
bassins comme enseigne. Ces boutiques sont assez dis-
persées à l'intérieur de Poitiers. Le plus grand nombre se
trouve au centre de la ville. Certaines se rencontrent
vers Saint-Hilaire ou Montierneuf. Quant aux deux ou
trois qui existent dans les faubourgs, elles sont tenues

par des chirurgiens ne faisant point partie de la communauté et ne portant point le titre de maître.

Les maisons occupées par les chirurgiens qui ne logent pas de pensionnaires sont, en général, peu importantes. Elles comportent, ordinairement, deux chambres au rez-de-chaussée et deux autres au-dessus. Le tout, moyennant un loyer qui varie entre 50 livres et 80 livres par an (1). Quelques-uns de ces logis portent des enseignes connues depuis plus ou moins longtemps. En 1523, Gilles Amaury occupe le logis de *Saint-François*, paroisse Saint-Didier (2). En 1543, Etienne Couldret habite celui de la *Grosse armée*, paroisse Saint-Michel. Le 21 novembre 1654, Jacques Chabot, sieur de la Fontaine, est logé au *Phénix*, paroisse Saint-Etienne.

Les véritables enseignes des chirurgiens se composent surtout de bassins plus ou moins ornés. La devanture de la boutique de Mesnage « est vitrée de bois dorez, et deux bassins servant à la chirurgie pandent aux deux costés » (3). Le 28 juin 1659, la maison de Nicolas Poirier, en face des Jacobins, porte comme enseigne : *Au bassin d'or* ; *ici, on fait le poil.* Pierre Porcher pend seulement des bassins et des poelettes, ainsi que Bourie, qui habite

---

(1) Le 11 septembre 1587, Michel Sauvaget loue la grande maison des Santerre, sise grand'rue Saint-Etienne, moyennant 54 livres par année. — Le 7 juin 1679, Jean Toyon se loge au carrefour Saint-Savin pour 50 livres par an. (Min. Gaultier, notaire). — Le 29 juin 1679, Jean Bourie, dont la maison comporte une boutique à deux ouvertures, une chambre au-dessus et un cabinet à côté, plus quelques petites servitudes, paye un loyer de 45 livres (*id*).

(2) Arch. Vienne, G. 1.111. — C. 1.273. — Le 4 octobre 1634, Pierre Thévenet achète une maison qui porte l'enseigne de Notre-Dame (Min. Royer). En 1630, Hugues Thomas a pour enseigne saint Louis, rue Regratterie (Reg. par Saint-Didier).

(3) Min. Maxias, notaire.

près du Pont-Joubert. Les instruments qu'emploie ce dernier sont en cuivre jaune (1). En 1663, Josué Trotin a pour enseigne : *les Balances d'or*, sur la maison qu'il occupe près de la grande boucherie (2).

Le mobilier qui garnit chaque boutique de chirurgien est, en général, de maigre importance. Un seul meuble, appelé buffet ou fenêtre, y figure habituellement avec un comptoir ou une table en ayant plus ou moins la forme. Ces deux sortes de meubles ne représentent qu'une faible valeur. Le 7 mars 1585, Michel Sauvaget commande au maître menuisier Michel Gaignon un buffet de bois de noyer « avec deux ormoires enrichies de nices (niches) et, par le milieu, un comptoir de deux tirettes faites carrées, en noyer blanc et en pièces rapportées, les pilliers ronds et, par le dessus, des jaspures de boys blanc et noir, etc. » (3). Le prix de ce travail est de 8 livres.

En fait de sièges, indispensables aux clients qui attendent, les chirurgiens possèdent surtout des bancs plus ou moins vieux. Cependant, certains ont des chaises dont le nombre varie de deux à quatre, ou bien encore, autant de mauvais fauteuils. Le 1er juin 1670, le lieutenant Isaac Jolly est meublé avec trois de ces derniers, garnis de broderies (4). C'est un luxe peu commun à cette époque, chez les maîtres.

Les chirurgiens-barbiers sont tenus de posséder plus

(1) Min. Cailler, notaire. — Le 4 septembre 1684, Charles Bourcereau possède aussi trois poelettes de cuivre jaune valant 52 sols (Arch. Vienne, Gref. du présidial).
(2) Min. Cailler, notaire.
(3) Min. Herbaudeau, notaire.
(4) Min. Perronnet, notaire.

ou moins de linge de boutique, comme on l'appelle. Il
est partout en petite quantité, comprenant des serviettes
et des essuie-mains fabriqués avec de la grosse toile. Les
maîtres qui possèdent, ainsi que Jolly, douze serviettes
et vingt-quatre éssuie-mains sont plutôt rares.

Un meuble indispensable, pour les barbiers, est le
miroir. Le 27 février 1582, Nicolas-Vincent Pineau en a
un grand de cristal, estimé 30 sols (1). Le 12 juillet 1691,
celui d'Isaac Mesnard est petit et orné seulement d'un
cadre en bois de noyer (2). Ces objets figurent rarement
dans les inventaires faits après le décès des maîtres,
ce qui en indique leur peu de valeur.

En fait d'instruments servant plus spécialement à faire
la barbe, nous trouvons, en première ligne, les rasoirs,
dont le nombre va depuis deux ou trois jusqu'à douze. Souvent, on les rencontre placés dans une trousse spéciale avec
les ciseaux. Le 4 septembre 1606, l'inventaire de Laurent
Marneau, demeurant au faubourg de Pont-Joubert, nous
montre qu'il possédait trois étuis de chirurgie garnis de
peintures, contenant rasoirs et lancettes (3). Le 6 avril
1684, celui de René Pastrault nous fait connaître la présence chez lui de dix rasoirs, deux paires de ciseaux et de
deux paires de fers à retrousser le poil (4). Ces derniers
instruments deviennent, semble-t-il, indispensables dans
la seconde moitié du XVIIᵉ siècle.

L'exercice de l'art du perruquier comporte encore un
outillage plus important. Le 18 février 1618, Martin

(1) Min. Guyonneau, notaire. En 1724, Etienne Caron en a deux. L'un
est à cadre de noyer et l'autre sculpté (Min. Duchasteigner, notaire.)
(2) Min. Berthonneau, notaire.
(3) Min. Chesneau, notaire.
(4) Min. Marrot, notaire.

Delongueil possède un étui de barbier « avec ses ferrements, sçavoir : peignes, rasoirs, ciseaux et miroir valant 100 sols » (1). Le 10 janvier 1678, Pierre Pineau laisse à sa mort : 4 peignes de buis et de corne, avec un paquet de cheveux à faire perruques (2). Enfin, le 12 juillet 1691, Isaac Mesnage abandonne à son tour deux trousses, dont l'une avec des rasoirs et l'autre avec de grands ciseaux, deux fers « à repasser la barbe », un davier pour extraire les dents et un fer à friser (3).

D'autres objets figurent en plus dans les inventaires des chirurgiens. Chez Jehan Thevenet on trouve, le 15 novembre 1631, une presse à mettre « couvre-chefs » (4). Chez Pineau, le 27 février 1582, « un rascle langue en argent », conservé dans un étui. Enfin, le 22 mai 1702, David Mesnard se sert d'un tamis pour passer la poudre et d'un autre pour la farine (5). Ces instruments sont, la plupart, employés dans le métier de perruquier.

L'exercice de la chirurgie exige, de son côté, un outillage spécial que les maîtres ne possèdent point toujours d'une façon complète. On rencontre généralement, chez chacun d'eux, depuis une jusqu'à cinq canules en argent,

(1) Min. Guyonneau, notaire.
(2) Min. Royer, notaire.
(3) Min. Berthonneau, notaire. Le 26 mai 1653, le peintre Malmanche est en possession d'un « estui de chirurgien garny de deux peignes d'yvoir, d'un razoard et de deux paires de cizeaux, le tout valant 50 sols ». (Min. Royer, notaire.)
(4) Arch. Vienne, Gref. civil du présidial.
(5) Min. Marrot, notaire. Arch. Vienne, Gref. civil du présidial. Nombreux sont les inventaires de chirurgiens dans lesquels on trouve ces instruments : — Delongueil (Martin), 18 février 1618 (Min. Guyonneau, notaire) ; — Dardin (Ch.), le 6 novembre 1625 (Gref. civil du présidial); — Thevenet (Jehan), le 15 novembre 1631 (Min Marrot, notaire). -- Bellon (Jehan), le 16 avril 1653 (Min. Gaultier, notaire). — Toyon (Jacques), le 17 janvier 1721 (Min. Rousseau, notaire), etc.

un couteau courbe, un bec de corbin, et cinq à dix lancettes dans leurs « lancettiers » (1). Ces trousses sont parfois fort belles, comme celles que l'on donnait aux lauréats de concours de chirurgie dont nous avons parlé.

On rencontre encore des étuis renfermant des bistouris, des sondes au nombre de trois jusqu'à huit, toutes en argent, et de dimensions diverses, des scies et des trépans munis de nombreuses pièces de rechange, allant de huit à trente-deux. Vient ensuite la seringue d'argent ou de cuivre. Le tout est complété par plusieurs bassins d'airain, de cuivre ou d'étain avec un sac pour les porter, de six à douze poellettes fabriquées avec les mêmes métaux et de deux à cinq coquemards. Chaque maître ne possède que rarement un outillage aussi complet : la plupart d'entre eux n'ont guère que des lancettes et des sondes.

Le mobilier de pharmacie qui se trouve chez les chirurgiens n'est guère important. On y rencontre des petites balances avec leurs poids, des mortiers de fer, de marbre, de potain ou de cuivre, et des chapelles ou alambics pour distiller les eaux. De plus, un certain nombre de pots de terre ou de faïence contenant diverses préparations comme confection d'hyacinthe et d'hamec, onguent divin ou mercuriel. Enfin, de la salsepareille, du vitriol de Chypre et de la crème de tartre.

Ces remèdes ne se rencontrent que chez un petit nombre de maîtres, lors de leur décès. Comme ils sont, en général, trop vieux et en trop mauvais état, il n'en est guère tenu compte dans les inventaires.

_____

(1) Dans l'inventaire d'un marchand de Poitiers, fait le 28 août 1679, on trouve quinze trousses de chirurgien valant chacune 6 livres. (Min. Royer, notaire.)

Les statuts des communautés ne comportent qu'un petit nombre de prescriptions pouvant intéresser l'exercice de la chirurgie. Les plus anciennes défendent aux maîtres d'aller raser aux étuves, établissements jadis fort mal famés. Il en est ainsi pour certaines maisons du même genre. On ne leur permet seulement d'exercer que dans « des lieux honnestes », sous peine d'exclusion de la jurande et de confiscation de leurs instruments.

Défense leur est faite de jeter à la rue avant l'heure de midi, le sang qui provient des saignées. Si, le tantôt, il est nécessaire de l'envoyer au ruisseau, il ne faut le faire que deux heures après son émission, sous peine de 5 sols d'amende. Défense de travailler, le dimanche et les jours de grandes fêtes, sans la permission du lieutenant, sous peine d'encourir la même amende (1). Toutes les fêtes qui rendent obligatoire la fermeture des boutiques, deviennent graduellement de plus en plus nombreuses au fur et à mesure qu'apparaissent de nouveaux règlements. Les derniers d'entre eux ajoutent aux précédentes celles des Apôtres du Saint-Sacrement et de l'Epiphanie.

Nul ne peut aller en consultation avec un chirurgien ne faisant point partie de sa communauté, sans encourir pour cela non seulement une amende, mais encore, suivant les circonstances, l'interdiction d'exercer pendant un certain temps.

D'après les statuts de 1571, les maîtres doivent subir

---

(1) En 1704, deux chirurgiens de Niort sont condamnés, l'un à 5 sols et l'autre à 10 sols d'amende, pour avoir travaillé le dimanche pendant la messe et avoir été au cabaret. Leurs boutiques devaient être fermées à 9 heures du matin. (Arch. Deux-Sèvres, B. 15, 18, 19.)

les visites que leur font, tous les ans, les jurés. En 1711, les jurés royaux ont encore, en plus, le droit d'inspecter les chirurgiens des faubourgs et les garçons des veuves, deux fois chaque année, et une fois seulement leurs confrères de la campagne. Tous sont astreints à leur verser 2 livres, sous peine de 10 livres d'amende.

Le règlement de 1730 ordonne au lieutenant d'aller, en compagnie de son greffier, chez les maîtres privilégiés et chez les veuves, afin de s'assurer s'il ne se commet pas d'abus en ce qui concerne les apprentis, et si les instruments de la profession se trouvent en bon état. Le premier reçoit 2 livres par visite et le second 1 livre seulement. L'inspection ne s'arrête pas aux seuls instruments. Elle comprend, en outre, l'examen des médicaments simples et composés. Enfin, l'inspecteur est invité à recevoir les plaintes du public, s'il vient à s'en produire. Les droits à percevoir sont encore de 2 livres.

Etienne Thevet, maître en chirurgie à Poitiers, énumère en 1603 toutes les qualités que doit posséder celui qui désire exercer son art. Il lui faut « connaître l'anatomie, être ingénieux, doux, affable aux patiens, discret, sobre, pitoyable, modeste en ses gestes et paroles » (1). Il ne saurait ressembler aux barbiers, gens ignorants, abjects et méprisables. Il conseille à ses confrères de n'être ni timorés ni hardis, « car, dit-il, la témérité sans jugement est encore plus condamnable que la hardiesse et que la témérité ».

La plupart des maîtres, outre les petites opérations qu'ils pratiquent chez eux, comme la saignée ou l'extrac-

---

(1) Etienne Thevet, *les Erreurs et abus ordinaires commis du fait de la chirurgie*, Poitiers, 1623.

tion des dents, prennent encore des pensionnaires. Toutefois, ils ne peuvent, comme le défend le règlement
de 1427, héberger des personnes « mal famées et de
mauvaise vie ». Ceux qui sont pris en faute perdent
le droit d'exercer, tandis que « leurs rasoyrs chaires,
bassins, cizeaux, couvre-chiefs et autres outilz » sont
confisqués.

Habituellement, les maîtres conservent plus ou moins
longtemps chez eux les blessés qui se confient à leurs
soins. Dans le bail de la maison que Jacques Chabot doit
occuper, le 29 décembre 1653, son propriétaire a soin de
prendre quelques précautions à cet égard (1). Il est
stipulé dans l'acte que le locataire « ne pourra traitter
ny tenir dans icelle aulcuns affligés de variole ».

Pendant le siège de Poitiers de 1569, la plupart des
gentishommes blessés sont transportés chez les chirurgiens.
Le 8 août de cette même année, Enguilherme, noble
Italien, meurt chez Jehan Collas (2). Le 21 janvier 1616,
un autre gentilhomme, dont le nom est resté inconnu,
succombe dans la maison de Moine (3). En 1621, un
écolier est pansé et soigné chez Chicard (4). Ce dernier
cas se présente dans maintes occasions, tant que dure
l'ancienne université de Poitiers, principalement au
XVI⁰ siècle.

En cas d'urgence, la municipalité autorise des chirur-

---

(1) Min. Royer, notaire.
(2) Liberge, *le Siège de Poictiers* (Julian Thoreau, Poitiers, 1621).
(3) Reg paroisse Saint-Paul.
(4) Bibl. Poitiers, Cart. 40. Le 8 février 1662, René Pillet, gentilhomme
du bas Poitou, meurt chez le chirurgien Péronnet. (Reg. Saint-Porchaire.)
Le 4 septembre 1721, Pierre Herpin réclame 500 livres à François
Gervais qu'il a chez lui comme pensionnaire. (Arch. Vienne, E. 1615)

giens étrangers à tenir boutique ouverte (1). Le 12 décembre 1591, Julien Fouré ayant été, en qualité de catholique, chassé de son pays, obtient la permission de rester à Poitiers avec sa famille, à condition de soigner les gentilshommes blessés.

Les chirurgiens reçoivent également chez eux des femmes sur le point d'être mères. Le 18 août 1784, Pierre Rolland présente au baptême une petite fille née de la sorte dans sa maison (2). Il ajoute, après lui avoir donné le nom de Sophie, que la mère « est actuellement résidente chez lui et en ignore le nom et le pays ».

Au XVIII° siècle, certains maîtres, comme Guillaume Maurat, ainsi que les Maury père et fils, se spécialisent dans l'exercice des accouchements. Ils sont tenus, comme les sages-femmes, de se conformer aux règlements de l'Eglise, quand l'enfant se trouve en danger de mort. Le 3 avril 1619, un nouveau-né est baptisé à la suite d'une opération césarienne (3). Un second l'est par Herpin, le 20 septembre 1678, et un troisième, le 4 janvier 1743, par Caillé (4). Le 19 décembre 1751, le registre baptismal de Saint-Michel mentionne que Louis Fleury a reçu le baptême des mains du chirurgien, « dans le doute s'il vivoit, n'estant pas parfaitement né ».

---

(1) Reg. dél. mun., n° 51, p. 41.
(2) Reg. par. Saint-Paul. — Texier, chirurgien à Saint-Maixent, prend, en 1704, la somme de 3 livres pour un accouchement laborieux. (*Mercure Poitevin*, août 1899.) — Augustin Arnault s'intitulait chirurgien accoucheur à Jazeneuil. (Reg. par. Jazeneuil.) — Etienne Thevet (*loc. cit.*) parle d'une opération césarienne faite par Delafosse à Crest, en Dauphiné.
(3) Reg. par. Saint-Hilaire-entre-Eglises.
(4) Reg. par. Saint-Paul. Les actes baptismaux portant mention que des enfants ont été baptisés « sous la chaise » ne sont pas très rares, surtout dans les paroisses des faubourgs.

En principe, le chirurgien ne doit exercer son art que
sur ordonnance d'un médecin. Afin d'arriver à comprendre ces ordonnances écrites en latin, quatre des
maîtres demandent aux docteurs de bien vouloir y mettre
en français tout ce qui concernera les régimes et la chirurgie proprement dite, tout en conservant l'autre langue
pour les apothicaires (1). Comme un ou deux chirurgiens
accompagnent, presque toujours les médecins, au lit des
malades, il leur est facile d'obtenir les explications
qu'ils désirent.

Ceux d'entre eux qui suivent de la sorte les médecins,
s'instruisent fatalement peu à peu dans l'exercice de
leur art et finissent naturellement par le pratiquer pour
leur propre compte (2). En juillet 1598, les docteurs régents déclarent avoir obtenu, le 12 mars précédent, une
sentence du présidial leur défendant « d'exercer et d'or-
donner médecines laxatives, saignées, apozèmes, breu-
vages de plusieurs façons et autres remèdes qui ne peuvent être prescrits que par les médecins instruits dans
les trois arts, et cela sous peine de 50 écus d'amende,
dont un tiers au délateur et les deux tiers à l'Hôtel-
Dieu ».

En août 1723, la Faculté de médecine se plaint amèrement des chirurgiens qui éloignent ses membres du lit
des malades et ne leur rendent pas les déférences auxquelles ils ont droit. De plus, « ils font ce qu'ils peuvent
pour que les malades ne les appellent pas, remplaçant
par d'autres leurs ordonnances. On dit qu'elles n'ont
point été exécutées parce que le chirurgien ne trouvait

(1) Et. Thevet, *loc. cit.*, p. 126.
(2) Arch. Vienne, D. 3.

pas le malade en état, et c'est pour cette raison qu'il en
était donné une autre » (1). Une telle situation nous
paraît avoir existé ailleurs qu'à Poitiers, pendant tout
le cours du xviiiᵉ siècle.

Les maîtres jouissent du droit de faire de la réclame,
ce qui est interdit aux médecins. Le règlement de
1723 leur permet de répandre dans le public des im-
primés, à condition d'en avoir obtenu l'autorisation
du lieutenant de police, du premier médecin et du premier chirurgien du roi. Cette autorisation doit être
indiquée, sous peine de 50 livres d'amende. C'est
ainsi que les *Affiches du Poitou*, du 8 septembre 1774,
nous font savoir que « François Rolland, maître en l'art
de chirurgie près de l'Arceau, au-dessous de l'abbaye de
Saint-Hilaire-de-la-Celle, offre ses services aux malades,
surtout à ceux de la campagne ». Sa maison, voisine de
la porte de Saint-Cyprien, lui donne l'espoir d'attirer
cette clientèle.

Les chirurgiens faisaient souvent les barbes par abonnement. Le 8 août 1688, Mathieu Hervé réclame 14 livres
5 sols pour « façon de barbes et saignées (2). » Le 5 janvier 1696, le chanoine Pélisson doit à Gabriel-Bonaven-
ture Chambellan la somme de 7 livres (3). Cette somme
représente « une année de façon de barbe, marché fait
ensemble pour une année ».

Les saignées qui se pratiquent chez les maîtres sont
comptées, en 1651, à la femme de François Pestre, sieur
de Pouzac, à raison de 16 sols chacune, au bras, et de

(1) Arch. Vienne, Reg. 8 S.
(2) Arch. Vienne, Gref. civil du présidial.
(3) *Id., ib.*

30 sols au pied (1). Pour la nourrice de sa petite-fille, il
est pris 14 sols seulement. En 1697, le chanoine Pélisson ne les paye que 8 sols, sans doute en qualité d'a-
bonné. Au xviii° siècle, entre 1744 et 1746, on les compte
habituellement à raison de 10 sols. Quant aux visites, les
prix en sont généralement plus élevés (2). Pierre Car-
taud, maître tapissier, les paye, le 11 février 1670, la
somme de 30 sols chacune, à Perronneau.

Les chirurgiens arrachent ordinairement les dents.
Le 3 janvier 1775, la femme Barbot donne 13 sols à La
Badonnière pour une qu'elle s'est fait extraire (3). En
1764, l'abbé de Saint-Savin doit payer, pour la même
raison, la somme de 10 sols.

Une note de Perronneau, datée du 14 avril 1689, nous
indique les opérations qu'il a faites chez Besideau de Vil-
lefleur. Il a saigné sa femme et sa fille au bras, pansé un
vésicatoire pendant quatre jours, après l'avoir levé;
appliqué un séton à sa fille et veillé à son entretien pendant un mois, mis un cautère à son père, pansé sa
fille d'une plaie à la tête et, enfin, fourni les médicaments
jugés nécessaires, et tout cela pour la somme de 53
livres (4). Nous remarquerons que, sur ce mémoire, les
cautères reviennent très souvent.

(1) Arch. Vienne, f. Lusignan. — A Châtellerault, de 1782 à 1797, la
saignée se paye une livre (Dr Touchois).
(2) Arch. Vienne, G. 6u8. — Min. Bourbeau, notaire.
(3) Arch. Vienne, Min. Delabadonnière, notaire. — Arch. Vienne,
Abbaye de Saint-Savin.
(4) Min. Dubois, notaire. Le 3 novembre 1465, Jehan Boudaud et
Julien Angeliers prennent chacun 20 sols pour le pansement d'un cordonnier blessé par des prisonniers gardés dans le château (Reg. dél mun.,
n° 4 p. 331). Le 24 septembre 1626, Etienne Thevet déclare avoir soigné
l'avocat Baulin, lui avoir mis un cautère et deux ventouses, et, pour cela, fait
vingt-huit voyages. (Bibl. Poitiers, cart 45.)

En principe, les maîtres possèdent le droit de vendre
les remèdes destinés à l'usage externe ou employés à la
guérison des maladies secrètes. C'est ainsi que par
acte notarié du 4 juillet 1690, les apothicaires eux-mêmes
leur reconnaissent ce droit (1). Seulement, lorsqu'ils ne
s'en tiennent pas aux ventes qui leur sont permises, le
présidial les condamne toujours en vertu d'un arrêt du
Parlement, du 19 juillet 1671.

Le 29 février 1729, les médecins, sans tenir compte
des arrêts du Parlement des 20 juin et 28 juillet 1724,
prétendent que l'article 29 des statuts de 1730 ne permet
aux chirurgiens de fournir aux malades que des remèdes
pour usage externe. Ils ajoutent qu'ils en délivrent à
toutes les personnes qui en veulent. Seulement, ils ont
bien soin de dire, à chaque plainte des apothicaires,
qu'il s'agit de maladies secrètes (2). Cet abus, ajoutent-
ils en terminant, « tourne au déshonneur des malades et
peut causer un grand scandale dans le public ». C'est ce
qui serait arrivé, du reste, au cours de plusieurs procès.

En 1749, le doyen de la Faculté de médecine de Paris
observe que, par suite de leur incapacité, les drogues
débitées par les chirurgiens sont presque toujours mal
choisies et mal préparées (3). Dans certaines villes de
province, ils ont réduit ainsi les médecins et les apothicaires à l'unité. Ces derniers, comme nous avons vu,
avaient à peu près complètement disparu dans les campagnes et dans les petites villes du Poitou.

(1) Min. Rullier, notaire.
(2) Arch. Vienne, Reg. 8 S.
(3) P. Rambaud, « la Pharmacie en Poitou jusqu'à l'an XI » Mém. Soc.
Ant. Ouest, t. XXX, 2e série.

Parmi les nombreux procès qui eurent lieu, au XVIIIe siècle, au sujet de l'exercice illégal de la pharmacie par les chirurgiens, le plus important est celui qui se termine par l'arrêt du Parlement, en date du 21 août 1758. Il déclare qu'en vertu des lettres patentes du 21 avril 1728, les maîtres en chirurgie ne sont autorisés qu'à traiter « les tumeurs, plaies, fractures, ulcères et luxations, tant par opérations de la main que par application des remèdes extérieurs nécessaires aux opérations, et qu'à cet effet ils pourront avoir chez eux cautères, amplastres, onguents, linimens et poudres convenables auxd. opérations, sans toutefois qu'ils puissent en débiter autrement » (1). Ce procès leur coûta environ 4.000 livres, ce qui ne les empêcha point d'en avoir encore d'autres par la suite.

Un mémoire fourni en 1651, par Claude Bourie à l'un de ses clients, nous indique les remèdes qu'il lui prescrit. Ce sont des bolus de catholicum, de la confection d'aneth, du cristal minéral, des décoctions rafraîchissantes, de l'eau de casse, etc. (2). Parfois, comme en 1762, les chirurgiens se contentent de mettre sur leurs notes le mot remède sans rien spécifier d'une façon particulière (3). C'est ainsi qu'ils cherchent à éviter qu'on puisse les poursuivre pour vente illégale de médicaments internes.

Le 10 décembre 1789, *les Affiches du Poitou* publient une annonce de Le Chasseux, démonstrateur d'anatomie.

---

(1) Bibl. Poitiers, ms. n° 405.
(2) Arch. Vienne, f. de Lusignan
(3) Arch. Vienne, Eⁿ 1594. — Remèdes fournis à l'audin, garde des eaux et forêts.

Il fait savoir au public qu'il compose un spécifique
pour les maladies secrètes, d'après la formule de l'un de
ses confrères de Versailles. La vente d'un tel médica-
ment ne pouvait lui être interdite.

Les chirurgiens pratiquent parfois l'art des embaumements. Le 16 février 1655, Jacques Chabot de la Fontaine qui a embaumé René Desauges reçoit 10 livres, et
l'apothicaire 100 livres pour ses drogues (1). Le 7 janvier 1671, Jehan David réclame le paiement des voyages
qu'il a faits pour soigner Anne Ferrand et l'avoir em-
baumée après sa mort (2).

Lors de la création, en 1652, de quatre offices de
perruquiers, barbiers et étuvistes, trois d'entre eux furent acquis d'abord par les chirurgiens Rabeau et Poirier,
puis par Roy, en 1656 (3). D'autres ayant été de nouveau établis en 1664, les chirurgiens s'y opposèrent, sans
obtenir, du reste, aucun résultat (4). Leur nombre aug-
menta par la suite jusqu'au chiffre de vingt que nous
trouvons au milieu du xviiie siècle. Les deux professions
ne furent séparées, du moins officiellement, que par la
déclaration du 30 novembre 1717 et par les statuts de
1723 et 1730. Toutefois, en vertu d'un arrêt du Grand
Conseil, le lieutenant des chirurgiens conserva le droit
de recevoir le serment des perruquiers. Malgré les ordon-

(1) Min. Royer, notaire.
(2) Arch Vienne, Gref. civil du présidial. Le 1er octobre 1773, les
affiches du Poitou annoncent que Dabon-Coupelle est dépositaire des
bandages de Balin pour les hommes. — Mêmes annonces, en 1789 et 1791.
Dupuis, gendre de Lechasseux dit s'occuper de la fabrication et de la vente
des bandages. Après le décès de son mari, la veuve de ce dernier continue
son commerce.
(3) Min. Marrot, notaire.
(4) Reg. dél. mun., no 45, p. 39.

nances et les règlements, les maîtres en chirurgie n'en
continuent pas moins l'exercice de la barberie jusqu'à
la veille de la Révolution.

Les chirurgiens ne sont point toujours payés régulièrement des soins qu'ils donnent aux malades. Le 20 juillet
1609, François Ferrand qui, en 1592 et 1593, a soigné
le s^r des Fontenelles de deux coups de pistollet reçus au
combat d'Auxance, n'obtient de lui qu'une reconnaissance de la somme de 120 livres (1). Le 4 février 1636,
Pierre Arnauldet s'entend à l'amiable avec le chanoine
Chislet auquel il a fourni pour 40 livres de médicaments (2). Le 27 juillet 1657, Henry-François de Chas-
taigner, ch., s^r de Couhé, arrête le compte de ce qu'il doit
à celui qui l'a soigné d'un coup de pistolet dans la
main (3). Enfin, le 30 octobre 1739, l'héritier du procureur Méreau s'engage à verser à Ayrault la somme de
22 livres 5 sols pour frais de dernière maladie (4). Les
règlements à l'amiable ont lieu assez facilement, mais les
paiements se font parfois attendre.

Quand il n'intervient pas d'arrangement, les parties en
appellent tant à la justice des échevins qu'à celle du
présidial. Les mémoires fournis sont vérifiés par un ou
deux maîtres qui en arrêtent le montant (5). Les plai-
deurs peuvent, d'un commun accord, choisir ces derniers. Autrement, c'est le tribunal qui les désigne. Enfin,

(1) Min. Bourbeau, notaire.
(2) Min. Chollet, notaire.
(3) Arch. Vienne, f. Lusignan.
(4) Arch. Vienne, G. 88.
(5) Arch. Vienne, Gref. civil du présidial (19 janvier 1658, 30 août
1660, 27 janvier 1664, 6 février 1677) Les chirurgiens de Poitiers sont
chargés par le présidial de vérifier les notes de leurs confrères de la province.

quand il est question de médicaments, un apothicaire est appelé à servir d'arbitre. Le 2 avril 1663, Pierre Cousseau arrête un mémoire de François Sorin, et, le 17 mars 1669, un second de Blaise Poullin (1). De même, Poitevin, le 23 mars 1668, et David Garnier, le 10 janvier 1689, remplissent les mêmes fonctions. Il est bien rare que les médecins interviennent dans de semblables discussions.

Pour éviter tout ennui, au point de vue du paiement, des chirurgiens traitent à forfait avec leurs malades. Le 3 janvier 1697, David Mesnard reçoit 37 livres 10 sols de Jean Patrault (2). C'est la somme qui lui a été promise quand il a entrepris de le guérir ainsi que son fils, frappé comme lui d'un coup d'épée.

On rencontre parfois, quoique très rarement, des malades qui, avant de mourir, pensent au paiement des chirurgiens qui les soignent. Le 8 août 1601, le praticien René Guivereau donne à Chaptreau qui « l'a toujours pansé et médicamenté et traité et secouru en sesd. malladyes, depuis trois ou quatre ans en ça, sans avoir reçu aucun salaire ne satisfaction, une somme de 60 livres » (3). On trouve aussi, par hasard, un chirurgien ayant quelques remords pour avoir exploité ses clients (4). Le 5 juillet 1666, Pierre Thevenet déclare dans son testament que, pour la libération de sa conscience, il redoit au sʳ André Robin la somme de 30 livres qu'il lui a pris et fait payer en plus de ce qu'il lui devait.

(1) Arch. Vienne, Gref. civil du présidial.
(2) Min. Caillé, notaire.
(3) Arch. Vienne, G. 105.
(4) Min. Bourbeau, notaire.

En général, les grands établissements religieux de Poitiers ont toujours un chirurgien spécialement attaché à leur service. Le 23 juillet 1539, les chanoines de Notre-Dame-la-Grande versent à Pol Lepaige et à Jacques des Loges la somme d'un teston valant 11 sols 6 deniers pour avoir soigné un clergeon atteint « de grosse varyole avec oppilation de foye et que ung gros rhume qui lui distiloit sur les poulmons » (1). De 1600 à 1612, Martin de Longueil, chirurgien du chapitre, est payé à forfait chaque fois qu'il donne ses soins à l'un des enfants de chœur. En 1785, les honoraires de l'un de ses successeurs sont de 24 livres par an.

C'est également 24 livres que Maury reçoit, le 1er janvier 1781, des moines de la Celle pour les avoir soignés pendant l'année précédente (2). En novembre 1650, Pierre Durcot est payé à raison de 30 livres tous les ans, par ceux de l'abbaye du Pin (3). En 1705, Sorin visite les enfants de la psallette de Saint-Hilaire, moyennant 2 septiers de blé, à chaque fête de la Toussaint (4).

En ce qui concerne l'abbaye de Montierneuf, le chirurgien désigné par les moines, à la majorité des voix, prend le titre d'officier. Le 29 octobre 1755, Jacques Gaillard doit raser lui-même ou faire raser par son garçon, deux fois par semaine, le mercredi et le samedi, l'abbé et ses religieux. Les domestiques n'ont droit qu'à une seule fois. Il est en outre tenu de saigner toutes les personnes de la maison en cas de besoin, et de leur

(1) Arch. Vienne, G. 1286 et 1289.
(2) Arch. Vienne, Reg. 245.
(3) Arch. Vienne, Gref. civil du présidial.
(4) Arch. Vienne, G. 555.

administrer des clystères quand l'apothicaire fera défaut.
Il visitera les malades, pansera les petites plaies qu'ils
auront, et cela gratuitement, à l'exception toutefois du
montant des drogues et médicaments auquel il aura droit.
En cas de plaies graves et longues à guérir, il recevra une
gratification. Enfin, il fournira tout ce qui lui sera nécessaire pour l'exercice de sa profession, comme bassins,
linges, savonnettes et rasoirs.

L'abbaye fera servir un déjeuner à celui qui viendra
raser les moines. Gaillard recevra, en outre, soixante
boisseaux de froment, mesure du Pin, « comme il se
pratique de temps immémorial », plus une barrique de
vin, « mesure de pension monacale », c'est-à-dire vingt-
neuf à trente veltes (1). Si la récolte vient à manquer, la
barrique ne sera livrée que l'année suivante, à la Saint-
Martin, selon l'usage. Le chirurgien peut conserver son
office tant qu'il veut, ou tant que la communauté trouve
ses services agréables.

Les chirurgiens abandonnent généralement aux soins
de leurs garçons ou apprentis les gens qui viennent se
faire raser. Ils se réservent plus particulièrement la clientèle du dehors. D'après la petite quantité d'instruments
que l'on trouve chez eux, il ne semble point qu'ils aient
pu faire des opérations de grande importance. Obligés de
mener de front trois professions à la fois, ils restèrent
vraisemblablement assez médiocres dans les unes comme
dans les autres.

---

(1) Arch. Vienne, H. 102. Le 29 août 1679, Mathurin Dardin recevait
les mêmes honoraires, en nature. Pourtant, à cette époque, il lui était dû
une somme de 233 livres depuis le 5 janvier 1672. Il eut beaucoup de
difficultés à s'en faire payer. (Min. Cailler, notaire.)

CHAPITRE X

LES CHIRURGIENS DES HÔPITAUX.

L'assistance publique à domicile. — Les maîtres et les compagnons à
l'Hôtel-Dieu. — Leur situation et leurs privilèges. — Les chirurgiens
de l'Hospice général et des Incurables. — Les chirurgiens de la peste.
— Leur recrutement et leurs honoraires. — Admission des compagnons
à la maîtrise.

La Dominicale, nom qui sert à désigner le service de
l'assistance publique à Poitiers, fait souvent soigner les
malades pauvres à domicile, surtout quand les aumô-
neries, pour une cause quelconque, ne peuvent les recevoir. Le 7 août 1583, Antoine Blanchefort reçoit l'ordre
d'aller par les paroisses les traiter et médicamenter,
« comme les intendans et fabriqueurs y adviseront ». Il
lui est plus spécialement prescrit de soigner le nommé
Savyn, « auquel la Dominicale a ordonné estre baillé
ung escu » (1). Ce malade avait été blessé grièvement
au service de la ville. Les exemples de ce genre sont fort
communs (2). On les rencontre surtout jusque dans la
première partie du xvııe siècle. Ils cessent à peu près

(1) Bibl. Poitiers, Cart. 53 et 54. — En 1570, Mathurin Barbotin traite
les blessés et malades moyennant 100 sols par an. Ayant, en 1571,
fourni des remèdes, on lui alloue 20 livres.
(2) P. Rambaud, « l'Assistance publique à Poitiers jusqu'à l'an V ».
(*Mém. Soc. Ant. Ouest*, t. VII, 2ᵉ série.)

complètement, quand l'Aumônerie de Notre-Dame-la-Grande, ayant été laïcisée, devient l'Hôtel Dieu de Poitiers.

Le service médico-chirurgical de cet établissement est confié, en principe, au dernier des chirurgiens reçu à la maîtrise. On le met dans l'obligation d'accepter ce service à titre gratuit (1). En général, les choses se passent tout autrement. Tantôt ce sont des maîtres qui s'en chargent, moyennant de maigres appointements, tantôt des compagnons gagnant maîtrise.

En 1545, Gilles Amaury reçoit 10 livres par an, et, en 1555, son successeur, Martin Coulard, 20 sols par mois (2). A partir de 1581, Antoine Blanchefort est payé 80 livres chaque année, puis 100 livres en 1584, à condition de fournir des onguents aux malades. Son gendre Etienne Thevet qui lui succède, en 1587, n'ayant pas touché ses appointements, démissionne quelques années plus tard. Le maire, désireux de le remplacer, fait appel à ses confrères qui refusent d'aller visiter les malades. C'est pourquoi son successeur reçoit 100 livres, ce qui ne l'empêche point d'abandonner le service, le 22 décembre 1591.

Julien Fourré, compagnon gagnant maîtrise, entre alors en cette qualité à l'Hôtel-Dieu. Deux ans plus tard, le 22 juillet 1594, il est reçu maître (3). Le 7 mai 1595, le maire lui remet 10 écus d'or pour avoir fourni des médicaments aux pauvres. Le 24 septembre suivant, François Ferrand le remplace à raison de 36 livres de gages cha-

(1) Bibl. Poitiers, cart. 53, reg 3.
(2) Id., ib.
(3) Id., ib.

que année. Après son départ, en 1604, François Toyon,
qui lui succède, n'obtient que 30 livres par an. Par la
suite, cette somme reste longtemps affectée au service
chirurgical de la maison.

C'est de nouveau un compagnon, nommé Guillaume,
qui succède à Toyon, le 14 octobre 1616. Il se fait recevoir à la maîtrise, le 14 octobre 1618, en vertu de
Lettres royales et malgré l'opposition acharnée des chirurgiens (1). Ces derniers veulent bien alors le remplacer en 1620, mais, faute d'entente, ils n'y parviennent
pas. Pierre Thévenet, reçu maître pour avoir soigné les
pestiférés, lui succède à raison de 30 livres par an.

Etant tombé malade, ses confrères offrent, le
27 mars 1650, aux administrateurs de le remplacer. Leurs
propositions sont refusées et la place donnée à Etienne
Boizard qui, le 10 septembre 1651, en est nommé titu-
laire aux appointements de 30 livres par an (2). A sa
mort, Pierre Thévenet, fils de son prédécesseur, lui suc·
cède.

Vient ensuite Jacques Denis qui, à partir de 1673,
reçoit 40 livres par an (3). Remplacé quelque temps
par son fils, en 1686, il se voit, après plusieurs mois, dans
l'obligation de reprendre son service. Il le passe ensuite
à Jérémie Poitevin, le mari de sa fille. Ce dernier le
garde jusqu'en 1739.

Jacques Gaillard, qui vient après lui, est aux appointements de 50 livres par an. Le 14 avril 1769, il déclare
que son âge et ses occupations ne lui permettant plus de

(1) Reg. dél. mun , n° 71, p. 47, 74, 76, 147.
(2) Id., n° 96, p. 67, 109.
(3) Arch. hôp.

donner ses soins aux malades de l'hôpital, son confrère Dabon-Coupelle pourrait le remplacer (1). Ce dernier se trouvant, en 1777, surchargé de besogne, demande et obtient 100 livres par an.

Le 17 mars 1785, Rivault lui est adjoint, mais, le 19 mai suivant, c'est son concurrent, Joseph Maury, qui obtient la place. L'Intendant, peu satisfait de voir son candidat évincé, adresse quelques observations aux administrateurs. Comme réponse, ils l'engagent à désigner lui-même qui bon lui semblera. N'ayant point insisté, le nouveau chirurgien reste en place jusqu'à la fin de la Révolution.

Le service de l'Hôtel-Dieu ne fut point assuré, tout d'abord, d'une façon régulière par les maîtres nouvellement reçus à la maîtrise. Il fallut, pendant de longues années, le confier à des compagnons qui devaient le continuer, une fois installés définitivement, en qualité de maîtres. Il ne fut vraiment recherché qu'à partir de la fin du xvııe siècle, jusqu'à la Révolution.

Le maire et, avec lui, le conseil de la Dominicale, surveillent de très près ceux qui donnent leurs soins aux malades. Le 3 mars 1591, Etienne Thevet, accusé de négligence, est invité à comparaître devant les administrateurs. Il répond qu'il n'a pas le temps de se déranger et que les malades qu'il soigne sont, au surplus, bien pansés et bien médicamentés. Le 12 février 1595, il est encore prié de dire pour quelle cause il s'occupe si peu des pauvres de l'aumônerie. Cette fois, il néglige même de répondre.

(1) Arch. hôp.

Le 16 août 1655, Pierre Thévenet, accusé d'admettre à l'hôpital des malades incurables, ce qui était formellement interdit, est menacé d'être renvoyé pour cause d'incapacité (1). Il répond en déclarant que n'étant point payé, il est prêt à donner sa démission. Il ajoute que l'accusation est fausse, car la directrice peut attester qu'il remplit bien son devoir.

Une des causes pour lesquelles les chirurgiens montrent si peu de zèle, provient de la concurrence qu'ils ont à subir de la part de leurs confrères qui, dans l'établissement, soignent les malades qui sont assez riches pour les payer de leurs visites. En 1635, Thévenet s'en plaint amèrement. « Ils vont, dit-il, dans l'aumônerie panser quelques malades particuliers, desquels ils tirent salaires et récompenses à son préjudice », car il a seul le droit de les voir et « d'en prendre et recevoir les émolumens, si aucuns sont » (2). Il en résultait qu'un certain nombre d'hospitalisés augmentaient ainsi les maigres appointements que les chirurgiens recevaient de l'Administration.

En 1644, les religieuses hospitalières ayant pris la direction de l'Hôtel-Dieu, se chargent du service des femmes. Elles laissent aux chirurgiens les malades atteints « aux lieux et endroits qui sont indécents à panser aux filles » (3). Ils sont, en plus, chargés des amputations des membres et de voir les entrants. Après le départ de ces religieuses, en 1656, Pierre Thévenet continue ses fonctions comme par le passé.

(1) Bibl. Poitiers, cart. 53 et 53 *bis*.— Reg. dél. mun., n°45, p. 253, 259.
(2) Reg. dél. municip., n° 86, p. 80.
(3) *Id.*, n° 96, p. 67, 109.

L'entrée à l'hôpital de Charles Pallu de la Barrière, en qualité de médecin, modifie la situation du chirurgien. Le 7 février 1784, ce dernier reçoit l'ordre de lui communiquer toutes les demandes qu'il recevra au sujet de la santé des malades qui lui seront confiés (1). Il ne peut délivrer aucun procès-verbal, sans, au préalable, lui en avoir soumis le texte.

A cette époque, c'est le chirurgien civil de l'Hôtel-Dieu qui soigne les soldats malades que l'on y hospitalise. Cette fonction lui vaut quelques privilèges, l'exemptant de la collecte et du logement des militaires. En 1771, le Ministre de la guerre fait cadeau à l'hôpital d'une boîte de chirurgie contenant : deux couteaux courbes et un droit, une scie avec sa feuille de rechange, quatre ligatures, deux garrots, deux plaques de corne, deux aiguilles dans un étui, deux tire-balles à anneaux, deux grandes sondes à séton, deux becs-de-corbin, un grand et un petit trocart, deux grandes et deux petites seringues, un trépan avec quinze pièces, une brosse, une lancette à abcès, quatre bistouris droits et un courbe, une sonde à incision, deux feuilles de myrte à pincer, deux spatules, deux paires de ciseaux droits et une courbe, deux pincettes à anneaux, deux scalpels, deux algalis d'argent et une sonde de poitrine (2). Tel est l'arsenal dont dispose un chirurgien militaire à la veille de la Révolution.

Les soldats malades ou blessés entrent tous à l'Hôtel-Dieu où on les soigne spécialement jusqu'au 1er novembre 1793. A cette date, on les envoie principalement à l'ambulance du Grand Séminaire. Dans cette ambu-

(1) Arch. hôp.
(2) Id.

lance , ils sont visités par le chirurgien Maury. A la suite
de la loi du 21 fructidor an V, la situation redevient ce
qu'elle était avant, car le nouvel Hôtel-Dieu remplace
cette ambulance.

* *

Lors de la création de l'Hôpital général de Poitiers en
1657, il fut décidé, par le règlement, que les chirurgiens
présenteraient un compagnon qui soignerait les malades.
En cas de refus, les administrateurs en désigneraient un
à leur place. Celui auquel serait confié cet emploi pourrait, au bout de six ans, se faire recevoir sans frais à la
maîtrise.

Les chirurgiens, soit par charité, soit par crainte d'a-
voir de nouveaux concurrents, se chargent eux-mêmes
du soin des malades. Ils y mettent si peu d'empressement, que, le 28 octobre 1698, l'Administration se plaint
de ne les voir y aller, qu'autant qu'ils n'ont rien à faire
ou qu'on n'a pas besoin d'eux (1). Elle était décidée à
prendre un compagnon, quand, le 19 décembre 1698,
Jacques Cothet du Tailly, maître chirurgien, lui demande
la place, qu'il obtient aussitôt, au grand mécontentement
de ses confrères.

Cothet, dont les appointements sont de 20 livres par an,
est remplacé par Joseph Delavault, le 23 juillet 1717. Ses
honoraires, d'abord à 40 livres, sont ensuite portés à 80
et 100 livres de 1723 à 1733, lors de l'installation dans
l'hospice d'un dépôt de mendicité. Après sa disparition,
notre chirurgien ne reçoit que 40 livres ainsi que Pierre
Hérault qui lui succède, le 18 janvier 1740.

(1) P. Rambaud, *loc. cit.*

Le Chasseux est nommé à l'Hôpital général vers 1776. Il reste en fonction jusqu'à sa mort, arrivée en 1790. Le 6 août de cette même année, Douxami le remplace à condition de s'engager à faire les barbes.

Les chirurgiens de cette maison, tout en visitant les pauvres, ont le droit, comme à l'Hôtel-Dieu, de se faire payer des pensionnaires qui en ont les moyens. C'est ainsi que tout en ne recevant qu'un maigre traitement, ils peuvent, grâce à quelques privilèges, gagner un peu d'argent ?

*
* *

Lors de l'installation définitive de l'Hospice des incurables, en 1739, Félix Dumont, chirurgien, déclare à l'Administration, le 7 décembre de la même année, qu'ayant depuis longtemps soigné les pauvres de l'établissement, il demande à continuer et, en même temps, à jouir des privilèges attachés à sa charge. L'Intendant du Poitou fit droit à sa requête l'année suivante.

Deux ans plus tard, le 1er novembre 1742, il cède la place à Jean Louvet, qui promet de servir gratuitement les pauvres avec zèle et assiduité (1). Après lui, vient Sartre de Lisle, qui, étant devenu vieux, prie les administrateurs de bien vouloir lui adjoindre un suppléant. Le 5 avril 1781, il propose Pierre-Joseph Cirotteau comme étant capable de rendre des services « par les saignées, pansements et autres opérations de l'art, notamment faire les barbes, et ce, sans aucuns salaires ni rétributions, à condition d'avoir droit à la survivance ».

(1) P. Rambaud, *loc. cit,*

Cirotteau obtient, en 1787, une rétribution annuelle de 24 livres et occupe sa place jusqu'au 10 thermidor an V. A cette date, les fonctions du chirurgien, et même du médecin, ayant été jugées inutiles, l'Administration les supprime et charge la directrice de faire les pansements.

*
* *

Jusqu'au xvie siècle, les documents sur la peste sont assez rares dans nos archives poitevines. A partir de cette époque, grâce aux registres des délibérations municipales, il est facile de l'étudier d'une façon assez nette et assez précise.

Aussitôt que le maire entend parler de quelque épidémie dans les localités voisines, son premier soin est d'y envoyer un chirurgien avec mission d'étudier la maladie, afin de pouvoir se rendre compte de l'imminence du péril. Si le danger d'infection lui paraît réel, immédiatement la ville est isolée et des hommes de garde sont mis aux portes pour empêcher les étrangers d'y entrer. Une ordonnance est également prise, interdisant l'importation des marchandises venant des endroits contaminés.

Quand, malgré cette précaution, la peste fait son apparition, les malades sont renfermés chez eux pendant quarante jours, avec une personne chargée de les soigner. Les pauvres vont habiter dans les tours des remparts, ou dans des huttes mises à leur disposition. Enfin, lorsque le fléau commence à battre son plein, les personnes riches sont invitées à se retirer à la campagne, tandis que les rassemblements demeurent interdits à ceux qui doivent rester.

Les indigents sont, à partir de 1523, placés au Sanital, appelé hôpital Saint-Roch, puis Hôtel-Dieu de la peste, et enfin Hôpital-des-Champs (1). C'est alors que le maire se préoccupe sérieusement de réunir le personnel nécessaire .pour soigner les malades, soit à domicile, soit dans les locaux qui leur servent d'habitation. Ce personnel doit comprendre un ou plusieurs chirurgiens, suivant le nombre de personnes atteintes par le fléau.

Les maîtres chirurgiens sont tenus de confier au dernier d'entre eux reçu à la maîtrise, le soin de soigner tous les pauvres de la ville. Comme en général ils ne mettent aucun empressement quand il s'agit d'accomplir un tel devoir, le maire, qui les en tient volontiers quittes, quand il n'y a point d'épidémie, les met au contraire aussitôt en demeure de se conformer à leur règlement, à partir du moment où elle fait son apparition.

Cette mise en demeure n'est point toujours suivie d'effet. Les diverses causes nous en sont données par Etienne Thevet, qui écrit, en 1602 : « La première pour ce que tous n'ont pas assez de courage et hardiesse et peuvent beaucoup appréhender ce que cognoissant leur estre préjudiciable, ils ne l'osent entreprendre ; secondement, qu'ils ont femme et enfants, la crainte et offence desquels leur est une juste bride en telle hardiesse, et la troisième c'est le reject, fuite et scandale qu'ont faict d'eux avec mauvoise récompense de telle piété et charité chrestienne. » En résumé, la crainte du danger, l'isolement de la famille, la perte temporaire de la clientèle et enfin une rémunération insuffisante sont les causes

_____

(1) P. Rambaud, *Mém. Soc. Ant. Ouest*, t. VII, 3e série, p. 432.

principales qui font que les chirurgiens de mérite se dispensent autant que possible de soigner les contagieux.

Ainsi, le 20 avril 1512, le maire, ayant donné l'ordre de réunir les barbiers, leur déclare que les trois d'entre eux qui auront la charge de panser les pestiférés « ne feront aucunes barbes et sera inhibé aux autres de non les visiter » (1). Le 8 novembre 1546, ils se rassemblent de nouveau à la mairie, et là désignent à l'unanimité Jehan Bonnin pour prendre le service de l'Hôpital de la peste. Seulement, il se trouve, comme par hasard, que leur candidat est en prison. Ce moyen de l'en faire sortir ne réussit point, si bien qu'il devient nécessaire d'en chercher un autre en attendant son élargissement.

Mathurin Barbotin, auquel échoit l'honneur de le remplacer, s'y refuse d'une façon absolue. De là l'obligation de faire venir un étranger qui, moyennant 100 livres par an, veut bien entrer à l'hôpital.

Le 19 mai 1548, les administrateurs de l'Hôtel-Dieu de la peste ayant réclamé un chirurgien, la municipalité décide « qu'il faudra contraindre les barbiers et chirurgiens à eslire ung suffisant et ydoine qui recevra 50 livres par an durant la peste et 25 livres seulement quand elle aura cessé ». Cette fois, Bonnin, étant sorti de prison, accepte cet emploi.

En 1555, ce sont des compagnons que l'on met à l'hôpital. A leur sortie, on les reçoit gratuitement à la maîtrise. En 1585, deux y étant morts, les maitres se réunissent, mais aucun d'eux ne veut les remplacer. Le maire leur déclare qu'on en fera venir un de Saint-Maixent

(1) P. Rambaud, loc. cit.

et qu'ils seront tenus « de le gager et entretenir ». Tous sont alors frappés d'une taxe mensuelle allant depuis un jusqu'à quatre écus. Ils la payent deux fois, puis mettent opposition sur cet argent, entre les mains du sergent royal, auquel ils l'ont versé, en attendant la fin du procès qui, pour cette cause, est intenté à la ville.

Pierre Lecomte, chirurgien de Saint-Maixent, doit toucher 90 livres par mois, avec la promesse d'être reçu à la maîtrise pour Poitiers. En arrivant, il prête serment « de fidellement exercer lad. charge », puis prend certaines précautions dans le but d'éviter le sort de son prédécesseur. Tout d'abord, il se fait monter un lit neuf qui coûte 45 livres au Bureau de la peste. Ensuite, il s'installe sous une tente afin de rester le moins possible au contact des malades.

Ce sont encore des compagnons gagnant maîtrise que l'on retrouve à l'Hôtel-Dieu de la peste en 1607, et il en est de même jusqu'en 1638 (1). La communauté des maîtres chirurgiens doit se charger de les désigner, à la demande du maire. Le matin du 10 avril 1628, il ordonne au lieutenant du premier chirurgien du roi de réunir ses confrères afin de lui donner une réponse avant midi, sous peine de 300 livres d'amende, car il est urgent de remplacer Martial Parreau, qui, atteint de la peste, est sur le point de mourir.

Jean Thévenet veut bien accepter la place ; mais affligé de coliques bilieuses, en 1630, il se voit obligé de se retirer et, du même coup, renoncer à la maîtrise qu'on lui

(9) P. Rambaud, *Arch. médico-chirurgicales de province* (1913).

avait accordée. Son frère Pierre lui succède, moyennant
une somme de 60 livres par mois, avec l'obligation de
rester pendant quinze ans attaché à l'hôpital. Trouvant
le service trop pénible, il veut, l'année suivante, se retirer. Toutefois, il se ravise et consent à rester tout « en
demandant à Dieu le conserver et qu'il puisse encore
ceste fois sortir dud. hospital mais après qu'il n'y aura
plus de mal et qu'il sera fermé ».

Il fut l'année suivante sur le point d'y mourir. Après
avoir eu une première atteinte de peste, il réclama, le
2 septembre 1631, un peu de repos, « estant, dit-il, malade par suite d'un long et assidu travail, auquel il s'est
nuict et jour employé à panser et à traicter les pestiffér-
rez dans l'hospital et ailleurs, à cause du mal contagieux
dont il a esté frappé quatre diverses fois au grand péril
de sa vie ». Il termine en déclarant qu'il reprendra son
service, aussitôt que sa santé sera rétablie.

Les chirurgiens de la peste visitent également les malades de la ville qui se font soigner chez eux. En 1628, la
municipalité refuse d'accorder un cheval à Martial
Pareau, qui trouve ce service trop pénible. Inutile d'ajouter qu'ils sont tenus, selon l'usage, de porter une verge
blanche à la main au cours de leur pérégrination à travers les rues.

Les appointements des chirurgiens restent fort variables. En dehors des épidémies, ils touchent de 20 à
30 livres par an pour se tenir à la disposition de la mairie. Quand débute la peste, ils se gagent au mois et se
font payer à l'avance. Leurs mensualités qui se montent
d'abord à 11 ou 12 livres, vont jusqu'à 25 livres. Elles
augmentent par la suite et passent à 30 livres, puis à

60 livres et même à 90 livres en cas d'extrême besoin.
Un simple compagnon, comme Denis Vincent, en 1631,
ne gagne que 8 à 9 livres. Cependant, on le met à
10 livres, « attendu la peine extraordinaire qu'il prend à
traicter et panser les malades de l'hôpital des pestifférés
qui sont en grand nombre ».

En général, au dire d'Etienne Thevet, on attend toujours trop tard pour choisir de bons chirurgiens (1). Il
faut alors se résoudre à prendre au hasard ceux qui se
présentent. Il s'en trouve parmi eux qui n'ont jamais
vu un bubon, de sorte que nombre de personnes restent
renfermées par erreur ou portées à l'hôpital. Aussi, bien
des gens refusent, pour cette cause, de se conformer aux
ordonnances de la mairie.

Des plaintes sont portées contre certains de ces compagnons chirurgiens. Ils fréquentent le public, malgré
les ordonnances, et ne font point suivre aux malades les
régimes prescrits. L'un d'eux est traité d'ignorant, ne
sachant « pas même cognoistre les malades » comme on
en a eu des exemples. Un autre, à cause des « blas-
phemes et insolences qu'il commet à l'hôpital », en est
chassé et déclaré indigne de jouir des privilèges attribués
aux chirurgiens de la peste.

A côté des faiblesses dont se rendent coupables les chirurgiens, il faut tenir compte des dangers qu'ils courent.
Denis Vincent, l'un d'eux, nous raconte que de mars 1631
à février 1632, il en mourut neuf à l'Hôpital des pestiférés. C'est ainsi que Martial Pareau « laissa plusieurs
enfants et peu de bien ». Il en est de même des compa-

---

(1) Etienne Thevet, loc. cit.

gnons qui souvent sont fort mal payés. L'un d'eux déclare,
le 16 décembre 1587, « qu'il a hazardé sa vie pour ser-
vyr à l'Hostel-Dieu de la peste pour traicter et panser les
pauvres affligez de contagion ». Il réclame, en conséquence, ses gages de deux mois avec « quelque récompense pour s'entretenir de vivre ».

En résumé, nombre de ces chirurgiens choisis un peu
au hasard surent montrer autant de courage que de
dévouement à l'égard des malades atteints par le fléau.
Il y en eut qui s'établirent par la suite à Poitiers, mais
ce ne fut que le petit nombre.

CHAPITRE XI

LES CHIRURGIENS ET LA MÉDECINE LÉGALE.

Le droit d'exercice de la médecine légale. — Le manuel d'Ambroise Paré. — Les lieutenants du premier médecin du roi. — Leurs luttes contre les chirurgiens. — Leur suppression. — Les jurés royaux. — Statuts de 1711. — Le chirurgien expert de Saint-Hilaire. — Expertises faites avec les médecins. — Plaintes de ces derniers. — Le secret professionnel. — Les autopsies. — Les certificats de blessures. — Défense aux veuves de maîtres et aux garçons de les signer. — Les coups et blessures les plus communs. — Examen des fous et des femmes enceintes. — Tarif des constatations. — Opinion de Thevet sur l'exercice de la médecine légale.

Le droit d'exercer la médecine légale, de constater l'état des blessés, d'autopsier les cadavres et d'en dresser des rapports, appartient, en principe, à tous les chirurgiens. En août 1330, une lettre de rémission nous fait savoir que le cadavre d'une personne assassinée à Poitiers fut examiné par Jehan Molinea et Mᵉ Guillaume Barbier, « barbiers cognoissans et accoustumés et approuvez à cognoistre et regarder les plaies des blessés et, lesd. plaies regardées, jurèrent lesd. barbiers, aus sains évangiles, que lezd. parties n'avoient de rien péril ne doubte de mort pour lesd. plaies » (1). Ce n'était alors qu'un simple rapport verbal après prestation de serment.

(1) *Arch. hist. du Poitou*, t. II, p. 361.

A partir du xvi⁰ siècle, grâce à Ambroise Paré, auteur du premier traité de médecine légale, les maîtres possèdent un guide assuré pour leurs recherches, et même des modèles pour dresser leurs rapports (1). Ceux de Poitiers utilisèrent sans aucun doute cet ouvrage, comme leurs confrères du reste de la France.

Roch Le Baillif de la Rivière, premier médecin du roi Henri IV, essaie, en mars 1600 et janvier 1602, de contrôler l'exercice de la médecine légale en France. Pour cela, il obtient le droit de nommer dans chaque localité un chirurgien, qui, avec le titre de lieutenant du premier médecin du roi, sera seul chargé de présenter des rapports à la justice. Quelques mois plus tard, les 19 et 26 septembre, Pierre Demayré est désigné par lui pour visiter les morts, les blessés et les malades de Poitiers et de ses faubourgs, à l'exception des autres chirurgiens.

Ses confrères lui intentent immédiatement un procès. Par son arrêt du 11 mars 1607, le Parlement déclare que tous les maîtres jurés pourront, comme par le passé, exercer la médecine légale (2). A son tour, Jehan Hérouard, sʳ de Vaugrineuse, premier médecin de Louis XIII, obtient le droit pour ses lieutenants d'être appelés « aux rapports, visitations des malades, prisonniers, morts ou blessés qui se feront sous l'autorité de la justice, et cela de préférence à tous autres » (3). Il obtient également pour eux, celui d'assister aux examens des

---

(1) Wickersheimer, la Médecine et les médecins en France, à l'époque de la Renaissance. Paris, Maloine, 1906.
(2) Arch. Vienne, E., liasse 3.
(3) Id., D. 11.

chirurgiens, de leur accorder l'autorisation d'ouvrir
boutique et même de les visiter. Ces derniers, d'accord
avec les médecins et les apothicaires, s'unissent pour s'opposer à de telles prétentions. Le 21 juillet 1611, un arrêt
du Grand conseil s'oppose à l'enregistrement de l'édit
royal. Toutefois, par un autre arrêt du présidial de
Poitiers, du 7 février 1612, Demayré est purement et
simplement confirmé dans la charge qu'il occupe, mais
en ce qui concerne seulement les constatations judiciaires (1). A partir de cette époque, il est appelé à les
faire tout simplement comme les autres maîtres.

Mathurin Dardin, qui lui succède en 1626, voit Brice
Gay, lieutenant du premier chirurgien du roi, s'opposer
à sa nomination. Il lui propose d'avoir ensemble une dis-
pute publique sur la chirurgie, car, malgré le grand âge
et la science de son adversaire, il ne le craint nullement (2). L'affaire n'a aucune suite. On les voit plus
tard appelés tous les deux indistinctement à prêter serment entre les mains du lieutenant civil et criminel,
quand il leur confie des expertises.

Le 31 mai 1675, Dardin, qui s'intitule « commis de
Monsieur le premier médecin pour la ville et sénéchaussée de Poitou », se démet de sa charge en faveur
de Jacques Herpin (3). Ce dernier la conserve jusqu'à
l'ordonnance du 22 mai 1692, qui abolit les chirurgiens
aux visites et les remplace par les jurés royaux, tenus,

_____

(1) Min. Duchasteigner, notaire. Le 23 mars 1621, un écolier blessé,
rue des Cordeliers, est pansé par Chicard ; mais, le 29 avril suivant, c'est
son confrère François Toyon qui constate les excoriations qu'il possède à
la joue droite et aux oreilles. Bibl. Poitiers, Cart. 46.
(2) Min. Martin, notaire.
(3) Min. Duchasteigner, notaire.

comme les précédents, à prêter serment entre les mains
des juges (1). Ils ont les mêmes droits que les anciens
lieutenants, conformément aux édits et déclarations de
février 1656, de septembre 1679, et à l'arrêt du Conseil
du 6 août 1668.

Le règlement des chirurgiens de Poitiers de 1711
déclare que « les rapports énonciatifs seront faits par le
chirurgien du blessé, dans la ville et banlieue, s'il est
maître du chef-d'œuvre, seulement. De même, pour ceux
de la banlieue qui ne pourront être ni dressés ni signés
par les garçons des veuves « à peine de 10 l. d'amende ».
A la campagne, ils le seront par le premier juré royal
seulement. Les statuts de 1723 et de 1730 accordent à
tous les maîtres le droit d'exercer la médecine légale.

Le chapitre de Saint-Hilaire, qui possède dans la ville
une juridiction particulière, désigne son chirurgien ordinaire pour faire les rapports (2). Le 27 novembre 1739,
David, demeurant paroisse de la Chandelière, est chargé
de visiter le cadavre du nommé Méneau, hôte de la Ga-
lère.

Les médecins ont le droit, avec les chirurgiens, d'assister aux constatations médico-légales et d'en dresser
des rapports. L'achat que ces derniers font, en 1692, de
l'office de juré royal, les confirme une fois de plus dans
l'exercice de ce droit. Ils sont tenus, d'après leur règlement de 1711, de désigner celui d'entre eux qui sera
chargé de signer les rapports concernant l'ouverture

---

(1) Faulcon continua par la suite à s'attribuer le titre de lieutenant du
premier médecin. Il le prend au cours d'une discussion avec le premier
juré royal, le 16 juin 1696. (Min. Bourbeau, notaire.)
(2) Arch. Vienne, Gref. crim. du présidial.

des cadavres atteints de fortes blessures. D'un autre côté, les premiers veulent à leur tour obliger les maîtres à tenir un registre sur lequel ils inscriront tous les procès-verbaux qu'ils feront (1). Ce registre aura pour but d'en contrôler le nombre, afin de leur permettre de toucher les émoluments auxquels ils auront droit.

C'est ainsi que le 7 août 1725, les médecins viennent se plaindre des chirurgiens qui rendent seuls presque tous les rapports. La justice y a égard et accorde aux blessés des provisions d'aliments, quoique ces rapports soient faits bien légèrement. Le corps médical ne fonctionne que sur l'appel des parties en cause ou bien d'office, par suite d'un jugement (2). Une plainte semblable a lieu en avril 1726. Elle est suivie, le 8 mai 1727, d'une sommation adressée au lieutenant Charrier, d'avoir à se conformer aux édits de février 1692 et de septembre 1723. En conséquence, de ne dresser aucun rapport sur les corps morts, les blessés, les noyés ou les mutilés, qu'en présence d'un médecin.

En 1760, dans un mémoire que les membres de la Faculté adressent au comte de Saint-Florentin, ils déclarent posséder, conjointement avec le chirurgien, le droit de rendre des rapports en justice pour les blessés, les morts, les noyés et les mutilés (3). Pour cela, ils reçoivent 3 livres, somme qui entre dans leur bourse commune. Malheureusement, ils en sont privés ordinai-

---

(1) Arch. Vienne, reg. 7 S.
(2) *Id.*, Reg. 8 S. Les médecins les accusent, en outre, de délivrer des certificats de complaisance aux gens de guerre qui veulent « se dispenser d'aller à leur poste » et même à des particuliers qui plaident en justice.
(3) Arch. Vienne, D. 11.

rement, n'étant point appelés à les faire, ce qui est contraire à la loi.

Les médecins ne font pas non plus toujours preuve d'une bien grande aménité à l'égard des chirurgiens. Ainsi, le 24 décembre 1640, le docteur Fontenettes dénonce Jean Jacquart, l'un d'eux, au procureur du roi (1). Il l'accuse d'avoir empoisonné le sénéchal de Saint-Hilaire. Jacquart proteste et déclare que s'il a été mal soigné par son médecin, il n'en est pas cause. Au surplus, il avait eu sage précaution d'appeler un autre de ses confrères en consultation. Le tribunal met l'affaire en délibéré et menace le chirurgien de faire fermer sa boutique s'il ne comparait pas à huitaine. Nous ignorons le résultat du procès qui ne semble point avoir été défavorable à Jacquart que l'on retrouve exerçant sa profession de longues années plus tard.

Une question qui soulève toujours de nombreuses discussions dans le monde médical, est celle du secret professionnel. En général, ceux qui exercent l'art de guérir entendent le garder d'une façon absolue, tandis que les magistrats veulent les astreindre à le dévoiler. Le 2 avril 1542, le maire de Poitiers déclare au Conseil qu'il avait réuni les chirurgiens, à la suite d'une bataille survenue entre des étudiants et d'autres personnes de la ville. Il désirait savoir quelles étaient les blessures qui en étaient résulté. En conséquence, il leur avait donné l'ordre de déposer au greffe « les noms, cognons, des manans et habitans de ceste ville, lesquels auroient esté blessés » (2). Ils déclarèrent « qu'ils n'en feroient rien s'ils n'estoient

(1) Reg. dél. mun., n° 101.
(2) Id., n° 24, p. 125, 129.

12

contraincts par sentances et arretz ». Le maire ajoute
qu'il fera son possible pour mettre fin à de tels abus.

L'édit de 1666 oblige les chirurgiens de Paris à déclarer les noms des blessés qu'ils ont eu à panser (1). Enfin,
les règlements de 1723 et de 1730 déclarent que leurs
confrères de la province qui visiteront des blessés ou des
malades, en donneront avis aux curés des paroisses
qu'ils habitent ou au prêtre qui les remplacera, mais
seulement en cas de danger de mort. Cette mesure offre
un caractère purement religieux. L'ordonnance du 4 décembre 1788 déclare que les maîtres sont tenus de faire
connaître les personnes blessées qu'ils ont eu à soigner.
C'est en quelque sorte l'abolition du secret professionnel
au profit des gens de police.

Les chirurgiens peuvent être invités à faire des autopsies, soit à la demande des particuliers, soit à celle des
autorités judiciaires. Le 19 juin 1581, l'avocat Jehan Maisonnier, au nom de Sylvie Dabillon, veuve de François
Maisonnier, adresse une sommation au lieutenant des
maîtres en chirurgie pour qu'il procède à l'autopsie
du corps de ce dernier. C'est ce qui a lieu immédiatement (2). Il constate que « le lobe supérieur du poumon
droit est leysé avec la maison du cœur nommée péri-
carde ou *carsola corda*, toute vuyde et percée, et les
humiditez qui ont accoutumé d'estre contenues en
ycelles, vuydes » . Les veines sont également vides, particulièrement celle qui se trouve au dessous de la clavicule.

---

(1) Verdier, *loc. cit.* Il en fut ainsi au xiv⁰ siècle, en conséquence des
règlements de 1301 et du 21 juillet 1373. Plusieurs chirurgiens refusèrent
de s'y soumettre.
(2. Min. Bourbeau, notaire.

Ce procès-verbal est dressé en présence d'un notaire.

Un homme trouvé mort dans « un chiron » ou champ situé près de la Pierre-Levée, est autopsié le 9 mai 1661, par Dardin, sur l'ordre du maire (1). L'opération terminée, il attache le certificat de décès sur le cadavre.

Le règlement de 1711 déclare que nul garçon de veuve ne devra signer les procès-verbaux et ouvrir les corps qu'en présence des maîtres. De même, quand il s'agira de faire de grandes opérations. Celui de 1723 exige que l'on procède en toute saison, et dans les vingt-quatre heures, à l'autopsie des personnes qui meurent subitement.

Les constatations légales s'effectuent en présence d'un ou deux chirurgiens assistés, parfois, d'un ou deux médecins. Quand un blessé demande à faire constater l'état dans lequel il se trouve et que cet état ne semble point grave, un seul d'entre eux suffit. Le 19 juillet 1602, Pierre André, certifie qu'il a examiné Hector Bernin marchand à Saint-Maixent. Il lui a trouvé deux contusions à la face sur « la partie senestre, dont l'une est ronde et large de deux travers de doigt ». Au-dessous de l'œil et du même côté, on en rencontre sur le « zigoma », une troisième de forme longitudinale, dont la largeur est de trois travers de doigts (2). Sur la tempe, on remarque une petite écorchure du derme. Toutes ces blessures ne peuvent provenir que de coups de poings, de soufflets ou d'autres causes, que l'expert ne désigne point.

Les blessures constatées par les nombreux procès-

---

(1) Reg. dél. mun., n° 111, p. 165 et 176.
(2) Bibl. Poitiers, cart. 45.

verbaux conservés dans les archives de l'échevinage ou dans celles du présidial de Poitiers, nous
montrent qu'elles furent presque toujours semblables.
En 1611, ce sont des coups portés sur le thorax d'un
gentilhomme écossais, à quatre travers de doigt au-
dessous de la mamelle droite (1). La même année,
Guillaume Cochet trouve que Jehanne Borderon est
atteinte « d'une playe, en grandeur d'ung travers de doit,
en figure presque ronde et de la grosseur d'une demye
noys et ensemble, d'une défloration du derme et épi-
derme » (2). Il termine en disant qu'il l'a pansé jusqu'au
17 octobre, ce qu'il « certifie tenir vérité ». Ce certificat
lui est payé la somme de 8 livres.

La plupart des blessures faites par les écoliers de
l'Université ou par les gens du peuple, se rencontrent à la
partie supérieure du corps. Le 3 janvier 1612, celles de
Jehan Maron, prévôt des étudiants de la nation du Limousin, sont placées de la sorte. Elles comportent des contusions ou « meurtrissements » à la tête, au cuir chevelu,
aux tempes avec plaies aux sourcils, excoriations aux
ioues et à la partie supérieure du nez. Il arrive parfois,
quoique très rarement, que l'on constate des plaies aux
jambes ou aux pieds.

Les certificats délivrés par les chirurgiens indiquent, à
l'occasion, l'origine présumée des blessures. Elles pro-
viennent de coups de bâtons ou de pierres, de chutes « ou
d'autres choses semblables », ajoute l'un deux, dressé le
28 juillet 1625. Un second, de la même année, indique
comme cause « des instruments pesants, tranchants ou

(1) Bibl. Poitiers, cart. 45.
(2) Id., ib.

quelque chose de semblable » (1). Bien rarement, il est question de poignards, d'épées ou d'armes à feu.

Les chirurgiens sont appelés, en compagnie des médecins, à constater des cas de folie. En 1744, le médecin Poitevin, accompagné du chirurgien Descouteaux, établit l'état de folie d'une jeune fille de Poitiers (2). Seuls, deux chirurgiens, accompagnés de deux sages-femmes, sont chargés de visiter les femmes qui, retenues en prison, déclarent être sur le point d'avoir un enfant (3). C'est ainsi que, le 5 juillet 1632, à la suite d'une semblable constatation, faite dans les prisons de l'Echevinage, les premiers reçoivent un écu chacun et les seconds, un demi seulement.

Tout certificat délivré par le chirurgien lui est payé 8 livres au xviiᵉ siècle (4). Au siècle suivant, sa journée de vacation est comptée 5 livres et son rapport 3 livres.

D'après Etienne Thevet, l'exercice de la médecine légale est loin d'être pratiqué d'une façon sérieuse au début du xviiᵉ siècle Si les maîtres peuvent juger convenablement les cas et en dresser de sérieux procès-verbaux, il existe d'autres personnes qui, tout en remplissant les mêmes fonctions, sont loin de les valoir. « Chacun, dit-il, fait des raports de maladies, les femmes aussi bien que les hommes, les apprentifs et compagnons, comme les maîtres et mesmement, ceux qui se disent abusivement renoueurs des dislocations et racou-

---

(1) Bibl, Poitiers, cart. 45. Le 10 juillet 1679, Dufour fait l'autopsie d'un homme tué d'un coup d'épée à Gizay (Arch. Vienne, Gref. crim. du présidial.)

(2) Arch. Vienne. Gref. crim. du présidial.

(3) Reg. dél. mun., n° 82.

(4) Bibl. Poitiers, cart. 45. — Arch. Vienne, Gref. crim. du présidial.

treurs de fractures ». On les appelle comme témoins et
même comme juges dans les affaires qu'ils ignorent le
plus (1). Les obstétrices ou sages-femmes ne devraient
pas non plus pratiquer des expertises, car elles ignorent
l'intérieur du corps humain et ne peuvent pratiquer que
des attouchements, ce qui est de leur métier. Il termine
en conseillant à ses confrères de ne jamais indiquer le
temps nécessaire pour une guérison et d'agir, à cet égard,
avec la plus parfaite prudence.

(1) Etienne Thevet, *loc. cit.*

CHAPITRE XII

Compagnons logés en chambre. — Ils épousent parfois les filles ou les
veuves des maîtres. — Opposition d'un chirurgien à un tel mariage. —
Exercice de la chirurgie par les garçons. — Les droits restreints d'exercer obtenus après examen. — Les enseignes de leurs boutiques. —
Exercice très réduit de la médecine légale. — Location par les maîtres
ou les veuves de leurs privilèges aux compagnons. — Poursuites qui
restent sans aucune sanction.

Nombreux sont les compagnons qui, prenant le simple
titre de chirurgien, s'établissent à Poitiers. Les uns restent
comme employés chez les maîtres, les autres louent leurs
boutiques ou celles des veuves. Il en est parmi eux qui
finissent par obtenir la maîtrise, soit en achetant la clientèle d'un patron, soit en épousant sa fille.

Les garçons se logent souvent là où ils veulent et non
chez les maîtres. Le 13 septembre 1703, Pierre Lefevre,
âgé de 25 ans, demeure plan de la Celle, dans la maison
du teinturier Foureau (1). Le 10 mai 1660, Robert Avril,
né à Angers, qui prend sa pension chez François Perrot,
déclare lui devoir 150 livres pour fourniture « de mar-

(1) Arch. Vienne, Gref. civil du présidial.

chandises de bouche » (1). Il n'habite ni ne mange chez
son patron.

Les compagnons se marient, en général, avec des filles
de marchands. Le 3 août 1603, Jean Chauveau, fils d'un
boucher d'Angers, passe contrat pour épouser celle de
Pierre Clément, mʳ joueur d'instruments (2. Le 8 septembre 1656, Jean Lejay, sʳ de Lagrange, élève chez
Cothereau, prend en mariage Renée Bussereau, fille
d'un commerçant (3). Il en est de même pour Vincent
Poisson (4). Le 23 novembre 1699, il s'unit à Marie
Picquet, fille d'un teinturier. En général, les enfants
de ces chirurgiens conservent leurs relations de famille
dans le monde du petit commerce, comme nous l'indiquent les registres paroissiaux et les minutes des anciens notaires de Poitiers.

Les compagnons établis à demeure dans la ville, possèdent quelques propriétés, maisons ou jardins de peu de
valeur. Le 28 avril 1676, Pierre Gresson, demeurant
paroisse Sainte-Triaise, loue à son confrère Guyon Este-
meau, une maison moyennant 42 livres par an (5). Il en
est de même de Pierre Larin et de Jeanne Marsault, sa
femme (6). Ils donnent à ferme au marchand Cosme
Marsault la boutique qu'ils possèdent dans la salle du
Palais, moyennant 18 livres chaque année.

Il arrive parfois que des garçons chirurgiens épousent
des veuves de maîtres. C'est ainsi que Suzanne Benéteau

(1) Min. Touton, notaire
(2) Min. Bourbeau, notaire.
(3) Min. Levasseur, notaire.
(4) Min. Bourbeau, notaire.
(5) Min. Vézien, notaire.
(6) Min. Royer, notaire.

ayant perdu son mari Josué Trotin, maître en chirurgie,
convole en secondes noces avec René Eguillon, qui ne se
fit jamais recevoir à la maîtrise (1). Parfois également,
des filles de maîtres deviennent amoureuses des compagnons qui sont chez elles. Ainsi, le 21 octobre 1678,
est passé le contrat de mariage de Tiburce Limousin, fils
d'un notaire de Toufou, avec Marie-Jeanne, fille de Jean
Boucault, maître chirurgien, et de Marie Audinet (2).
Les faits de ce genre sont assez communs.

Quelques patrons ne voient point toujours d'un œil
bienveillant certaines amourettes entre leurs filles et leurs
serviteurs. Celle de Nicolas Caron, maître chirurgien,
s'étant éprise « d'amitié grande et passionnée » pour,
Etienne Benoyge, dit Dufour, originaire d'Angoulême,
ce dernier est qualifié par les parents de la jeune fille
« d'homme de néant et sans biens ». Il en résulte que la
pauvre amoureuse est enfermée deux ans au couvent
des Filles de Saint-François. Elle en sort, le 29 janvier
1659, sans qu'on ait pu « estouffer en elle cette imper-
tinante et brutale passion » (3). Ayant ensuite abandonné
sa famille, celle-ci la déshérite sous prétexte que le fiancé
« n'a aulcun bien, ains au contraire, beaucoup de debtes,
peu expérimenté en sa profession et de mœurs peu
réglées, comme on en a grande cognoissance ». Ce roman
se termine, le 30 juillet 1659, par un mariage, et le marié
se fait recevoir plus tard maître en chirurgie.

---

(1) Min. Marrot, notaire.
(2) Min. Bourbeau, notaire.
(3) *Id.* Reg. par saint Didier. Ce même Nicolas Caron avait, lui aussi,
épousé, le 20 mai 1630, Catherine Cochet, fille de son patron. (Reg. par.
Saint-Didier.)

Certains compagnons, tout en restant au service des maîtres, exercent le métier de chirurgien pour leur propre compte. L'article 10 du règlement de 1711 condamne ceux qui agissent de la sorte, à une amende de 20 livres par contravention. Il en est de même à l'égard de ceux qui en sont sortis. Ils tombent dans la catégorie des gens que l'on appelle des chamberlans, quand ils pratiquent une profession sans en avoir le droit.

Le 22 novembre 1582, Jehan Fouquet, garçon chirurgien, se fait remettre un billet par Robert Pelletier, tailleur à Ruffec. Ce dernier reconnaît lui devoir 10 écus d'or « à cause et pour raison de l'avoir pansé, médicamenté et traicté d'une arquebusade que luy avoit reçu à la main et l'avoit blessé et offensé » (1). Le 13 juillet 1631, le vitrier Christophe Laumonier confesse devoir à Morizet la somme de 100 livres pour les soins qu'il lui a donné pendant la peste (2). Le traitement de la maladie avait été pris à forfait, ce qui se pratiquait jadis assez souvent.

L'exercice de la chirurgie par les compagnons, quoique considéré, avec juste titre, comme illégal, ne semble point avoir soulevé de grandes difficultés devant le tribunal de l'Echevinage, au point de vue du paiement des honoraires. Le 1er décembre 1633, Daniel Régner réclame « les sallaires, traitemens et médicamens que lui doit le marchand savetier Sébastien Villars (3). La note se monte à la somme de 17 livres. En général, les

(1) Min. Guyonneau, notaire.
(2) Bibl. Poitiers, cart 45.
(3) Arch. Vienne, C 177, f° 9, v°.

clients des garçons chirurgiens se rencontrent surtout parmi les gens peu fortunés.

Nombre de veuves de maîtres ne voulant point continuer seules l'exercice de la profession de leur mari, quoique ce soit leur droit, s'adjoignent un compagnon qui, moyennant certaines conditions à remplir, peut les remplacer et, de la sorte, tenir boutique ouverte.

L'article VII du règlement de 1711 déclare que « les veuves des maîtres ne recevront en leurs boutiques qu'un seul garçon, lequel sera présenté devant la communauté assemblée en la Chambre commune, un billet en main, de la part de la veuve qui l'acceptera pour tenir sa boutique, pour être interrogé en présence du conseiller du roy, médecin en charge, par un examen d'une scéance seulement, gratis, pour faire preuve de sa capacité à tenir boutique chez la veuve ».

L'article VIII exige qu'avant d'y entrer, les compagnons soient inscrits sur le registre du greffier de la communauté, « lequel leur délivrera un certificat d'examen pour garçons de veuves seulement, en payant 2 livres, dont le reçu sera au bas de l'acte escrit sur les livres. Il n'en sera reçu aucun, qu'il n'ait fait aparoir son certificat de religion et mœurs et un contrat d'apprentissage fait chez un maistre de chefs-d'œuvre et de service de plus de deux ans entiers chez des maistres dont il en retirera certificat ».

Cet article est destiné à mettre un terme aux abus de certaines veuves « qui prennent des garçons non capables, mesme n'ayant pas parachevé leur apprentissage, et autres qui, sans capacité ni lettres des jurés royaux, contrenvienent à la déclaration du roi de 1672. »

L'article IX déclare que les garçons des veuves « n'auront d'autres vitres à leurs cadres ou châssis de boutique que petits carreaux, et pour enseigne, qu'un bassin de cuivre jaune et, les dits garçons se feront inscrire tous les ans sur les livres du greffe pour éviter les abus, à peine de 5 livres d'amende, payant pour chaque inscription une livre, dont il sera remis receu. Et, ne pourront s'associer, les dits garçons, avec aucun autre, sous aucun prétexte, n'étant eux-mêmes que garçons de veuves; leur est fait deffences par les déclarations du roy et par tous statuts et règlements, de prendre aucuns locatifs, ny aprentis, sous peine de 50 livres d'amende, étant en droit réservé aux maistres de chef-d'œuvre seuls. Leur est défendu pareillement, de servir aucun hôpital que sous un maistre de chef-d'œuvre et de ne lever aucun appareil posé par un maistre, sous peine de 30 livres d'amende ».

D'après l'article X, l'exercice de la médecine légale leur est, à cette époque, presque complètement interdit. « Ils ne pourront en aucun lieu de juridiction, dedans et dehors la banlieue, lever aucun cadavre, ne rendre ny signer de procès-verbaux, mesme, ne pourront faire chez les particuliers d'ouverture de corps, morts de maladies, qu'assistés d'ung maistre de chef-d'œuvre, ny faire aucune opération décisive, sans la même assistance, à peine de 20 livres pour chaque contravention ; encourront la même peine, s'il est prouvé qu'ils travaillent avec des gens sans caractère, comme moynes, chamberlans et autres ; la même deffence est faite aux garçons des maistres ».

Telles sont les conditions un peu dures que l'on impose

aux compagnons désireux d'entrer au service des veuves. Les restrictions qu'ils ont à subir au point de vue de l'exercice de leur profession, la rend, sans aucun doute, assez peu lucrative. Ajoutons qu'ils sont soumis aux deux visites annuelles des maîtres jurés, avec obligation de verser 1 livre pour chacune d'elles, sous peine de 10 livres d'amende.

Les garçons se substituent, à l'occasion, aux veuves chez lesquelles ils travaillent, quand il s'agit de faire rentrer les sommes que doivent les clients. Le 11 décembre 1671, Louis Derazay, chirurgien, demeurant, dans la boutique de Louise Chicard, veuve de Claude Boury, réclame, en son propre nom, le paiement « des sallaires et traittemens par luy employés en la maladie de Marchadier atteint d'une plaie à la teste où il a fallu lui appliquer le trépan par deux endroits et l'avoir traitté jusqu'à guérison » (1). Après vérification de son mémoire, le présidial lui accorde gain de cause.

Il arrive souvent que les veuves des maîtres louent à des garçons leurs boutiques avec le privilège qu'elles ont de les tenir ouvertes. Le 2 février 1677, Jeanne Seigneuret, veuve de Pierre Touchet, cède à François Chaboisseau, pendant trois années, à partir de la Notre-Dame de mars, « le droit et privilège quy luy appartient, en qualité de veuve de Touchet, maître chirurgien, de tenir boutique ouverte de chirurgien et de faire toutes les fonctions de chirurgiens, pour en jouir pendant led. temps de trois ans ; l'exercer comme bon luy semblera, sans pouvoir estre troublé par les maistres, ce que lad.

(1) Arch. Vienne, Gref. civil du présidial.

dame Seigneuret offre de garantir » (1). Le marché est
conclu moyennant une somme annuelle de 60 livres
payable en deux fois. Cependant, Chaboisseau se réserve
le droit d'abandonner la boutique, quand bon lui semblera, en prévenant une année à l'avance.

Les marchés de ce genre varient peu dans leur
ensemble, pendant toute la seconde moitié du xviie siècle.
Le 24 février 1674, Marie Cothereau, veuve de Jehan
Monnet, afferme son privilège pour cinq ans. Entre autres
clauses, elle en fait insérer une qui deviendra, plus tard,
parfaitement illégale. Cette clause dit que Pierre Guignard, chirurgien, et Marie Rabeau, sa femme, auront le
droit, non seulement d'exercer par eux-mêmes, mais
encore de prendre des apprentis et des locatifs. Le bail
est conclu moyennant 85 livres chaque année (2). Nous
venons de voir que l'article IX du règlement de 1711
vint interdire à ceux qui louaient de tels privilèges le
droit d'avoir des employés.

Le 17 janvier 1676, Pierre Roy prend la suite de
Marie Jacquault, veuve de Georges Cochet, maître chirurgien pour une durée de trois ans, moyennant 52 livres par
année, payables chaque trimestre et à l'avance (3). Si
cette dernière vient à mourir, le marché restera nul de
plein droit.

La durée de ces fermes semble varier de trois à cinq
ans. Leur prix se tient entre 40 livres et 50 livres, sommes
qui sont payables par parties égales, en deux ou quatre fois
et à l'avance. De leur côté, les veuves se portent garantes

---

1) Min. G. Marrot, notaire.
(2) Min. Duchasteigner, notaire.
(3) Min. Cailler, notaire.

vis-à-vis de leurs locataires des privilèges dont ils auront
la jouissance.

Il arrive souvent qu'à la suite de semblables marchés,
les garçons finissent par acquérir les boutiques qu'ils
exploitent, et se présentent ensuite à l'examen de maîtrise (1). C'est ainsi que l'on trouve parmi ces simples
compagnons devenus maîtres, les noms de Pierre Roy,
Germain Hérault, François Hérault, et ceux de beaucoup
d'autres qui employèrent ce moyen afin de faire partie
de la communauté des chirurgiens.

A côté des veuves, on rencontre aussi des maîtres qui,
sans aucun droit, croyons-nous, passent des contrats
d'un caractère tout spécial, avec des compagnons auxquels ils louent temporairement leurs boutiques.

Le 4 mars 1673, François Perronneau, maître chirurgien, donne en location pour une année à Jehan Bon chirurgien, « une boutique, arrière-boutique, cave en dessous,
deux espaces à côté pour mettre du boys, plus une chambre haute qui a vue sur la rue et antichambre à côté.
L'usage du grenier, de la citerne, de la buanderie, des
lieux communs, le tout situé paroisse Saint-Porchaire (2).
Plus, promet son adveu pour pouvoir travailler en ladite
boutique pendant ladite année, à la charge de ne desli-
vrer par led. Bon, aucuns rapports des mallades et
blessés qu'il pansera, sans être au préalable signé dudit

(1) Ces locations de privilèges étaient assez communes à cette époque
en Poitou. Le 29 décembre 1682, Marie Comte, veuve de Georges Sabou-
rin, maître chirurgien à Saint-Maixent, loue pour cinq ans son privilège à
Jean Pagès, chirurgien. Elle lui cède, moyennant 40 livres par an, le droit
au logement avec la jouissance de deux bassinoires, l'une d'étain et l'autre
d'airain, de douze poëlettes et de deux chaises. Le tout se trouvant dans
la boutique (Min. Liepvre, notaire à Saint-Maixent.)
(2) Min. Perronnet, notaire.

Perronneau, lequel aura moitié dans les proflicts desd. rapports. Et, en le cas que led. Bon prenne des aprentifs, se feront les contracts d'apprentissage sous le nom dud. s^r Perronneau qui aura pour chacun d'iceux la somme de 10 livres. Le s^r Perronneau se réserve de pouvoir travailler pour ses amys, sans que led. Bon puisse lui en demander aulcune chose, mais s'il retient quelques malades pour les traicter et médicamenter, les parties les nourriront et panseront par moitié en contri-buant ainsi de ce dont ils auront besoin ». Perronneau s'engage à ne prendre aucun apprenti, locatif ou serviteur pendant l'année Bon lui versera la somme de 150 livres.

Le 15 mars 1674, c'est Mathurin Dardin, lieutenant du premier chirurgien du roi, qui loue pour cinq ans sa bou-tique à Nicolas Cothet (1). Ce dernier aura le droit de prendre un apprenti à condition de lui verser « un juste d'or ». Il ne jouira d'aucun des privilèges attachés aux charges de lieutenant du premier chirurgien et de commis du premier médecin du roi. Il ne signera aucun des rapports qu'il dressera pour les blessés. Il prendra la suite de la clientèle des moines de Montierneuf qu'il pourra soigner et auxquels il fera le poil. Cette charge lui rapportera un bussard de vin pineau et 30 boisseaux de blé. Le marché a lieu moyennant 90 livres par an, dont 20 livres à l'avance.

Faute d'entente, cette convention est résiliée le 16 juillet 1676 (2). Dardin traite alors avec un autre com-pagnon nommé Jean Lamy, pour une durée de cinq ans. Les conditions restent à peu près les mêmes. Toutefois,

(1) Min. Cailler, notaire.
(2) Arch. Vienne, Gref. civil du présidial. — Le 16 avril 1703, René

le premier recevra un louis d'or chaque fois que son remplaçant prendra un apprenti.

Ces sortes de conventions ne sont pas sans occasionner
certaines difficultés dans la pratique. Les compagnons
ne peuvent s'adresser directement à la justice pour se
faire payer de leurs clients. Ils doivent les poursuivre au
nom du propriétaire de la boutique dont ils sont supposés
être les garçons. Le 20 novembre 1660, Vincent Pelaud,
qui se trouve dans une semblable situation, réclame au
serrurier Millet une note qui serait due au maître chirurgien Joachim Toyon (1). Le 8 janvier 1664, Pierre Roy, serviteur chirurgien, au nom de Pierre Pinot, son maître, se
fait payer de la somme de 31 livres due par Pain, s^r des
Forges (2). Le même Pinot agit de la sorte, en 1671, à
l'égard de Pierre et de Michel Amassard, père et fils,
imprimeurs.

Cet exercice illégal de la chirurgie par les compagnons
ne passe point toujours inaperçu, lors des visites faites
chaque année, par le lieutenant et les jurés. Le 13 septembre 1658, Mathurin Dardin, accompagné de Josué Trotin et d'Isaac Jolly, maîtres et gardes, se transporte chez
Nicolas Poirier, Jehan Boury et Porcher. Il leur déclare
que contrairement aux arrêts du grand conseil, « ils ne
laissent de tenir boutique et barberie, bien qu'ils ne
soient ni reçus ni admis » (3). Sur la maison de Poirier,
près des Jacobins, se trouve une enseigne portant ces
mots : « Au bassin d'or, on fait le poil », et à l'intérieur,

Chevillon, maître chirurgien à Niort, loue pour trois ans son privilège à
André Beauvais (Min. Gruget, notaire à Niort.)
(1) Arch. Vienne, Gref. civil du présidial.
(2) Id., ib.
(3) Min. Cailler, notaire.

il y a bassins, coquemarts, ventouses et autres instruments de chirurgie.

La boutique de Pierre Porcher, sise près de la « Ballance », est garnie de poêlettes et de bassins. Celle de Boury, à la porte du Pont-Joubert, possède les mêmes instruments, avec une enseigne qui supporte un bassin de cuivre jaune.

Nous ignorons si de semblables constatations donnèrent lieu à des procès. Pourtant, le 21 février 1702, les jurés royaux poursuivent Etienne Caron, Martin Grojard, Fulgent Doulleau, Vincent Poisson et Gabriel Chambellain, tous garçons chirurgiens, qui exercent grâce aux privilèges que les maîtres leur ont donné à ferme. Il ne nous a pas été donné de connaître le résultat de ces poursuites. En tout cas, quelques mois plus tard, le 22 mai 1702, le présidial semble estimer une telle situation comme parfaitement légale. Jacques Faulcon, maître chirurgien, paroisse Saint-Savin, réclame, en 1702, à Jean Poisson la somme de 73 livres pour la ferme de sa maison et pour le droit qu'il lui a concédé de jouir du privilège de tenir boutique ouverte en son lieu et place (1). Il obtient facilement gain de cause et nul le lui conteste le droit de louer son diplôme de maître.

A l'exception des garçons demeurant chez les veuves, tous les autres exercent à leurs risques et périls, en se substituant aux maîtres en chirurgie. Si, parfois, certains de ces derniers manifestent quelques velléités d'opposition et s'élèvent contre de telles illégalités, les pouvoirs publics s'en désintéressent de la façon la plus complète.

(1) Arch. Vienne, Gref. civil du présidial.

CHAPITRE XIII

L'EXERCICE DE L'OBSTÉTRIQUE PAR LES SAGES-FEMMES.

Choix d'une sage-femme. — Rôle du clergé. — Assemblées des femmes mariées que préside le curé. — Serment de celle qui est choisie dans la paroisse. — Obligation des examens, à partir de 1692. — Luttes entre médecins et chirurgiens pour y assister. — Obligation d'un apprentissage. — Cours d'obstétrique suivis d'examens. — Remise d'un diplôme. — Cérémonie imposée par le *Rituel du diocèse* pour l'admission des matrones à exercer leur art. — Surveillance du clergé au point de vue de certaines obligations religieuses. — Accouchements clandestins. — Ordonnances de la police. — Prix des accouchements.

Les sages-femmes que l'on appelait belles-mères, obstétrices, matrones ou ventrières, se rattachent à la chirurgie dont elles pratiquent une branche spéciale d'une grande importance. Pendant de longs siècles, elles restent sous l'autorité du clergé, au point de vue de certaines obligations religieuses qu'elles sont tenues de remplir, sans qu'il soit question, pour cela, de leurs capacités professionnelles.

Quand la sage-femme vient à manquer dans une paroisse, le curé ou le vicaire réunissent toutes les femmes mariées. Cette réunion a lieu le dimanche après les vêpres. Celles qui désirent obtenir le poste vacant se font connaître, puis l'une d'elles est nommée à la pluralité des voix.

L'élection terminée, le prêtre fait entrer dans l'église la personne choisie, et là, lui fait prêter serment. Il dresse ensuite un procès-verbal du résultat de la réunion et, parfois, l'inscrit sur son registre paroissial, dans la forme de celui que nous trouvons à Lusignan, le 14 septembre 1702 (1). Il est libellé de la façon suivante : « Nous, curé soussigné, après qu'il nous a apparu la capacité, vie et bonnes mœurs des nommées Esther Promenier, âgée de soixante-douze ans, et Jacquette Pasquet, âgée de cinquante ans et le serment par elles presté devant Dieu sur les saints évangiles, de se comporter dignement et avec fidélité, de la charge qu'elles désirent prendre, d'assister les femmes dans leurs couches, nous leur avons permis d'en faire l'exercice dans notre paroisse, tant et si longtemps qu'elles vivront catholiques et qu'elles rempliront leurs devoirs. »

Pendant longtemps, les matrones appartenant à la religion protestante peuvent exercer comme les catholiques. Cette tolérance leur est supprimée par la déclaration du 20 février 1680. Il y est dit que « des protestants de l'un et l'autre sexe font office de sages-femmes, sans croire le baptême absolument nécessaire, ni même ondoyer les enfants en présence d'une mort possible, avant de les envoyer au temple baptiser. Quand un catholique est en danger de succomber, le prêtre n'est point averti. Il meurt sans confession ni sacrements. Les enfants illégitimes, dont la naissance est cachée, sont instruits dans la religion prétendue réformée, quoique de parents catholiques ». Défense est faite aux protestantes

(1) Reg. par. de Lusignan.

d'exercer l'art des accouchements, à peine de 3.000 livres d'amende, conformément à la déclaration du 15 février 1669 concernant les réceptions dans les maîtrises des arts et métiers. A partir de cette époque, un certificat de catholicité est exigé de toutes les postulantes.

Jusque-là, les matrones ne sont soumises à aucun examen professionnel. Pourtant, leurs connaissances semblent avoir été plutôt rudimentaires. En 1587, un gentilhomme poitevin écrit un opuscule « contre la maudite et perverse impéricie des femmes que l'on appelle belles-mères, lesquelles par leur ignorance font journellement périr une infinité de femmes et d'enfants, lors de leur naissance » (1). Un tel état de choses, qui se continua tout le xviiᵉ siècle, devait fatalement attirer l'attention de l'autorité publique. C'est ainsi que parut, en février 1692, la première ordonnance royale ayant trait à cette importante question.

Cette ordonnance, donnée à Versailles, oblige les sages-femmes à subir un examen, puis à verser un droit de 20 livres au juré royal dans les grandes villes et de 10 livres seulement dans les localités de peu d'importance. Les docteurs en médecine doivent y être présents.

Le 14 janvier 1711, les médecins portent plainte au présidial et accusent les matrones de se soustraire aux épreuves que comporte la précédente déclaration (2). Ordre est aussitôt donné de l'appliquer, sous peine de 20 livres d'amende.

(1) Dr Wickersheimer, *la Médecine et les médecins en France à l'époque de la Renaissance*, Paris, 1906.
(2) Arch. Vienne, Gref. civil du présidial.

L'article 21 des statuts des chirurgiens de 1711 déclare que les matrones de la ville et des faubourgs subiront un examen devant les jurés royaux assistés du médecin conseiller du roi. Si elles sont jugées capables, on leur fera prêter serment de ne rien faire contre l'honneur de leur état ; à la suite de quoi il leur sera réclamé un droit de 20 livres.

L'édit de Versailles, de 1723, règle d'une façon plus complète les examens que subissent les sages-femmes. Elles doivent, tout d'abord, présenter au jury un certificat de bonne vie et mœurs, délivré par le curé de leur paroisse. Les interrogations sont faites par le lieutenant, les prévôts et deux maîtres chirurgiens. Elles portent sur les difficultés qui se présentent « aux fâcheux accouchements ».

Après sa réception, la nouvelle sage-femme est tenue de verser au lieutenant, comme droit de convocation, la somme de 10 livres. Les prévôts reçoivent chacun 4 livres, le greffier 3 livres et les deux maîtres se partagent 4 livres. Elle prête ensuite serment entre les mains du premier, puis on lui remet son acte de réception. Pour cette formalité, il lui est réclamé 10 livres qui doivent être versées dans la bourse de la communauté. Sur cette somme, 3 livres sont attribuées à la confrérie.

L'application de ce règlement, dans lequel il n'est point question des médecins, est cause qu'ils ne sont plus appelés à faire partie des examens, comme l'exige l'ordonnance de 1692. Aussi, le 15 août 1725, portent-ils plainte au Parlement pour réclamer les droits qu'elle leur confère. Ils déclarent que, faute de ne pouvoir contrôler les épreuves que doivent subir les matrones, il en est qui sont admises en fraude, sans présenter d'extrait de baptême, de contrat d'apprentissage et de certificat de bonne vie et mœurs.

La situation ne semble point s'améliorer par la suite, car, le 10 février 1729, le doyen de la faculté de médecine de Poitiers écrit à Geoffroy, doyen de celle de Paris, pour se plaindre de ce que ni lui ni ses confrères n'assistent aux examens des sages-femmes (1). Le 8 mai suivant, son successeur Charles Fontenettes adresse par huissier une plainte à Charier, lieutenant des chirurgiens (2). Le corps médical s'est aperçu, dit-il, que les matrones se montrent fort peu habiles, « ce qui est très dangereux et très préjudiciable au public ». Aussi, le somme-t-il « de faire appeler toutes celles qui n'ont pas encore obtenu de lettres de la communauté des maîtres chirurgiens, pour qu'elles soient examinées en présence d'un médecin ». Les incapables seront renvoyées et il leur sera interdit d'exercer « une fonction aussi périlleuse dans laquelle on risque de tuer la mère et l'enfant ».

Les statuts du 24 février 1731 obligent les aspirantes en l'art des accouchements, à faire deux ans d'apprentissage chez une maîtresse sage-femme de la ville qu'elles habitent ou dans un hôpital. Elles doivent, avant de se présenter aux examens, être âgées de plus de 20 ans et payer une somme de 37 livres.

Les médecins, dont la présence n'est point encore indiquée par ces statuts, continuent à se plaindre, le

(1) Arch. Vienne, D. 12.
(2) *Id.* — Fontenettes (Charles), fils de Charles, docteur médecin et d'Anne Vergneault. Reçu docteur le 4 février 1699, mort le 8 juin 1757.

9 décembre 1736 (1). Ils recommencent quelques années plus tard, en 1743, sans, du reste, obtenir un meilleur résultat.

La création des cours d'obstétrique, en 1764, oblige les élèves sages-femmes qui les ont suivis à subir un examen devant les chirurgiens de la ville. L'ordonnance du comte de Blossac, du 6 mars 1772, soumet à cette même obligation celles qui veulent exercer en dehors de Poitiers. C'est devant les maîtres du chef-lieu de leur sénéchaussée qu'elles ont à le passer.

Il leur est conféré un diplôme sur parchemin, orné en tête des armes du roi. Il constate que celle qui le détient est de religion catholique, apostolique et romaine, et possède un certificat de bonne vie, mœurs et catholicité (2). Il indique qu'elle a été interrogée par le lieutenant et le plus ancien juré. Leur ayant bien répondu, il lui est permis de s'installer dans l'endroit qu'elle a désigné et non ailleurs. Elle pourra exhiber toutes les marques extérieures et accoutumées de sa profession, mais devra toujours appeler à son aide un chirurgien, chaque fois que se présentera un accouchement laborieux mettant en péril la vie de la mère et de l'enfant.

Pendant la Révolution, le chirurgien Maury est chargé de délivrer les certificats de réception qui sont ensuite homologués par le Directoire du département (3). Il constate simplement que celles qui les ont mérités, après avoir suivi ses cours, peuvent porter « de justes pronos-

(1) Arch. Vienne, Reg. 8 S.
(2) Arch. Vienne, C. 61. Ce diplôme a 18 centimètres de haut sur 25 de large. Il n'est orné que de simples filets.
(3) Arch. Vienne, L. 210.

tics sur les accouchements ». En conséquence, il les autorise à exercer dans le département de la Vienne.

Une fois en possession de son diplôme, la nouvelle sage-femme doit, avant de s'établir, être agréée par les femmes de la paroisse qu'elle a choisie pour y exercer son art. Ce choix a lieu, comme à l'habitude, le dimanche à l'issue des vêpres, sous la présidence du curé.

Le *Rituel du diocèse de Poitiers* fait connaître combien il est important que les sages-femmes soient instruites et s'acquittent fidèlement de leur ministère, car il s'agit de la vie des femmes et des enfants. Le salut de ces derniers parfois même en dépend. Aussi ne doivent-elles ne commencer l'exercice de leurs fonctions qu'après avoir été interrogées « sur la matière et la forme du baptême par les curés ou les vicaires » (1).

Aucune femme ne sera admise à cet emploi, sans présenter « des permissions ou approbations » de médecins, chirurgiens jurés ou officiers de police attestant « son habileté » et sans avoir été l'objet d'un choix formel ou présumé, de la part des femmes de la paroisse. Après s'être assuré de sa vie et de ses mœurs, le curé « examinera particulièrement si elle fait profession de religion catholique, apostolique et romaine », conformément aux lois. Il s'informera si elle n'est point soupçonnée de superstition, de maléfices ou de quelque crime que ce soit. Il l'interrogera sur la manière de baptiser, et, si elle l'ignore, il prendra soin de l'en instruire avant de l'admettre.

« Ensuite, il l'avertira de ses devoirs, lui enjoignant

(1) Bibl. Poitiers, D. R., n° 36.

surtout de ne jamais baptiser les enfants que dans une
nécessité pressante, et même de ne pas le faire, dans ce
cas, en présence d'un prêtre ou de quelque homme que
ce soit, qui sache administrer ce sacrement, si ce n'est
dans les circonstances où la pudeur ne pourrait souffrir
la présence d'un homme. Il lui recommandera de ne
baptiser, autant qu'il sera possible, qu'en présence de deux
personnes, d'avertir les pères et mères dont les enfants
naîtront en bonne santé, de les faire baptiser au plus tôt
et de l'informer de leur naissance! Il lui fera ensuite
prêter le serment ordinaire qu'elle fera à genoux, posé-
ment et distinctement, mettant la main droite sur le
saint Evangile : si elle ne sait pas lire, le curé ou vicaire
le lira et elle le répétera mot à mot après lui. »

FORME DU SERMENT.

Je[n] promets à Dieu le Créateur tout-puissant et à vous, Monsieur, de vivre et mourir en la Foi Catholique, Apostolique et
Romaine, de m'acquitter avec le plus de fidélité et de diligence
qu'il me sera possible de la charge que j'entreprends d'assister
les femmes dans leurs couches, de ne révéler jamais les secrets des
familles ni des personnes que j'assisterai. J'appoterai tous mes
soins pour qu'il n'arrive aucun accident à la mère ni à l'enfant ;
et, si je vois quelque danger, j'appellerai des médecins, des chirurgiens ou des femmes expérimentées en cette fonction, pour ne rien
faire que par leurs avis et avec leurs secours.

Je promets que je n'userai point de superstition soit par paroles,
soit par signes, soit par quelque autre manière que ce soit, et que
j'empêcherai de tout mon pouvoir que l'on en use ; que je ne ferai
rien par vengeance ou par mauvaise affection ; que je ne consen-
tirai jamais à ce qui pourrait faire périr le fruit ou avancer
l'accouchement par des voies extraordinaires et contre nature ;
que je vous avertirai de bonne heure, Monsieur ou vos Successeurs, de la naissance des enfants, que je n'en baptiserai aucun

hors le cas de nécessité et que je procurerai de tout mon pouvoir
le salut corporel et spirituel, tant de la mère que de l'enfant.

Ensuite le Curé dira : Vous le jurez et promettez ainsi ?

La Sage-femme répondra : Oui, Monsieur, je le promets et je
le jure.

Enfin le Curé lui fera toucher la main droite et baiser le saint
Evangile et écrira dans le Registre des délibérations de la Fabrique ou des Baptêmes l'acte de sa prestation de serment en suivant la formule qu'on trouvera à la fin de ce Rituel.

ENREGISTREMENT DU SERMENT DES SAGES-FEMMES.

L'an.., b... du mois de... N. N. (noms, surnoms de la sage-
femme) femme (ou veuve) de N. N. (les noms, surnoms et profession du mari) de cette Paroisse, a été reçue pour exercer
l'office de sage-femme et a fait serment entre mes mains, suivant
la forme prescrite par le Rituel. En foi de quoi j'ai signé le
présent acte les jours et an que dessus.

C'est ainsi que, le 6 août 1786, le curé Desmeurs
enregistre, à Bonnes, les nominations faites à l'issue des
vêpres, « en présence d'une affluence de peuple, de Marie
Charenton, veuve du sieur Urbain Roy, chirurgien de ce
bourg, et de Marie Espin, veuve de Pitois des Vigeau-
lières, sur cette paroisse, munies toutes les deux de bons
certificats et de leurs lettres de maîtrise en bonne et due
forme » (1). En conséquence, il les reçoit pour exercer
l'office de sage-femme et leur fait prêter serment entre
ses mains, selon le rituel du diocèse.

Les sages-femmes restent sous la surveillance des curés
des paroisses ou de leurs supérieurs. Le 28 octobre 1731,
le chanoine d'Armagnac, trésorier de Saint-Hilaire de

(1) Reg. par. de Bonnes.

Poitiers, lors de sa visite à l'église de Neuville, demanda au desservant si les matrones « estoient instruites et, en cas de besoin, pouvoient baptiser (1) ». « On nous a répondu qu'ouy », ajoute-t-il.

Les sages-femmes accomplissent invariablement les prescriptions de l'Eglise à cet égard, comme il est facile de le constater par la lecture des registres paroissiaux. Le 4 mai 1715, on enterre à Sainte-Radegonde le fils de Jean Courtin, qui a reçu le baptême « sous la chaise », c'est-à-dire en naissant (2). Le même fait se présente le 11 janvier 1741 (3). Enfin, quand le danger de mort est moins pressant, elles préviennent l'un des prêtres de la paroisse qui s'empresse d'administrer lui-même le sacrement (4). C'est ce qui avait eu lieu, le 23 janvier de l'année précédente. Un vicaire de la paroisse de Saint-Michel s'était rendu au domicile de l'enfant pour procéder à cette cérémonie. Quand le nouveau-né doit être baptisé au bout d'un certain temps, il est indispensable d'abord de l'ondoyer. Une matrone huguenote joua le mauvais tour de ne point le faire au fils d'Antoine Besnier (5). Ce dernier nous raconte qu'il eut toutes les peines pour en obtenir l'absolution, un tel cas en étant réservé aux évêques.

Les sages-femmes restent, en tout temps, soumises à certaines prescriptions qui émanent de la police. Le 1er juillet 1652, le Conseil municipal ayant constaté que de nombreux enfants étaient, aussitôt nés, exposés dans la ville,

(1) Arch. Vienne, G. 1001.
(2) Reg. par. Saint-Michel.
(3) Reg. par. Saint-Paul.
(4) Reg. par. Saint-Michel.
(5) Arch. Vienne, fonds des *Arch. hist. du Poitou* (Camille Jaumier).

et soupçonnant la complicité des matrones, arrête « que pour obvier à de tels désordres, deffenses seront faittes à touttes sortes de personnes de retirer en leurs maisons, ne ailleurs, aulcunes femmes et filles non mariées, pour icelles accoucher, sans en donner advis à monsieur le maire, sur peine de punition corporelle et de devenir responsables desd. petits enfants (1). Ce qui sera publié par les cantens de la ville ».

Aussitôt en possession du droit de police sur la ville de Poitiers, nous voyons le présidial prendre, le 29 janvier 1700, une ordonnance du même genre. Il defend aux matrones d'accoucher les femmes et filles mal famées, sans en avoir donné avis aux juges de police en exercice, et cela, sous peine de punition corporelle et de demeurer respousables de la nourriture des enfants (2). Cette ordonnance est renouvelée, le 17 juillet 1702, avec adjonction d'une amende de 500 livres, puis, pour la dernière fois, le 10 juillet 1733.

C'est en vertu de ces prescriptions que, le 14 janvier 1701, Catherine Serreau, sage-femme au faubourg de Saint-Saturnin, vient dire à la police que Perrine Tobine, ancienne servante dans une famille riche, est venue chez elle mettre au monde un enfant (3). Cette femme, àgée de 25 ans, n'hésita point à donner le nom du père.

Les accouchements clandestins n'étaient point rares autrefois : Guillaume Bouchet raconte que pour sauver l'honneur d'une femme, une matrone fut amenée la nuit avec les yeux bandés afin d'en recevoir l'enfant (4). L'opé-

(1) Reg. dél. mun., n° 103, p. 359.
(2) *Arch. Soc. Ant. Ouest.*
(3) Arch. Vienne, Gref. police du présidial.
(4) Guillaume Bouchet, 23e série.

ration terminée, on la paya, puis elle retourna dans les
mêmes conditions qu'elle était venue. Nous pourrions citer le fait de la fille d'un juge au présidial qui en eut trois
de la sorte, baptisés dans l'église Saint-Savin en présence
de deux pauvres (1). Les nourrices chargées de les élever
étaient également introduites dans la maison, les yeux
bandés, et s'en retournaient de même, jusqu'aux portes
de la ville.

Des sages-femmes sont désignées spécialement pour
examiner les enfants exposés. Elles doivent en indiquer le sexe, l'âge approximatif et faire la description
des linges et vêtements qui les entourent (2). A partir du
xviiie siècle, celle qui est attachée à l'Hôtel-Dieu remplit
seule cet office.

Le prix des accouchements ne semble point avoir été
jadis fort élevé. Le 20 août 1663, le présidial accorde
9 livres à Marie Carré qui a procédé pendant trois jours
et trois nuits à l'accouchement des trois enfants de
Marie Macé (3). Elle obtient 3 livres pour chacun d'eux,
ce qui est peu, étant donné une opération aussi délicate.

Les matrones attachées à l'Hôtel-Dieu reçoivent
5 livres chaque fois que leurs services y sont nécessaires.
Elles ont droit à la même somme quand on leur confie
des femmes inscrites à l'Assistance publique (4). Ce tarif

---

(1) Min. Royer, notaire. Les accouchements de ce genre donnèrent lieu
à des scandales et obligèrent le maire de Poitiers à prendre, le 18 mai
1827, un arrêté pour y mettre ordre et empêcher les sages-femmes
d'abuser de l'article 378 du Code pénal qui leur interdisait de dévoiler
les secrets qu'on leur confiait.

(2) P. Rambaud, « l'Assistance publique à Poitiers » (*Mém. Soc. Ant.
Ouest*, t. V, 3ᵉ série.)

(3) Arch. Vienne, Gref. civil du présidial.

(4) Arch. hôp.

baisse au début de la Révolution, car, en 1792, on ne leur donne plus que 3 livres (1). Il est semblable à celui déjà adopté, en 1790, par le Dépôt de mendicité.

Nous ne reviendrons pas sur les appréciations peu flatteuses dont furent l'objet les matrones de la campagne plutôt que celles de la ville. Le 6 ventôse an VIII, le chirurgien Fleurant Jarriau déclare que, dans tout son canton, celle de Chauvigny est seule capable, ayant suivi les cours à Poitiers. « Les commères doivent, ajoute-t-il, se livrer à l'ignorance et à l'impéritie de quelques femmes sans titres et sans expérience (2). Les sages-femmes de Poitiers souvent au contact avec les chirurgiens les voient opérer, ce qui leur permet d'acqué- rir de sérieuses connaissances professionnelles. Dans les cas graves, elles peuvent les appeler à leur aide. C'est pourquoi il ne nous a point été donné de rencontrer une seule appréciation malveillante pouvant les concerner. »

(1) Arch. Vienne, L. 265.
(2) *Id.*, L. 210.

CHAPITRE XIV

L'EXERCICE ILLÉGAL DE LA CHIRURGIE.

Règlements qui la défendent. — Exercice illégal par les compagnons. — Guérisseurs et opérateurs poitevins. — Charlatans de passage. — Règlements qui leur sont imposés. — Les médecins poursuivent l'un d'eux. — Les variétés d'empiriques. — L'apprentissage du métier. — Les spectacles et les boniments sur les tréteaux. — Les dentistes, litothomistes, oculistes, herniaires, pédicures. — Les sorciers de Croutelle. — Le charlatan, dernier espoir des malades inguérissables.

De même que la médecine et la pharmacie, nous voyons la chirurgie exploitée sans vergogne par des gens non seulement incapables, mais encore, souvent, dénués de tout sens moral. Pendant longtemps, ni les communautés des chirurgiens ni même les pouvoirs publics ne semblent s'en préoccuper d'une façon sérieuse. Il faut en arriver à l'ordonnance de François Iᵉʳ, du 8 juillet 1546, pour qu'il soit officiellement interdit aux imposteurs d'exercer cet art et aux apothicaires de leur délivrer des médicaments, sans le visa d'un docteur en médecine de Poitiers (1). De semblables défenses se retrouvent dans les statuts de 1556 et de 1571.

L'ordonnance de 1692 est plus explicite. Elle interdit de délivrer des remèdes chirurgicaux et de faire des

(1) Arch. Vienne, D 11.

opérations, sans avoir été reçu préalablement à la maitrise. Cette interdiction s'étend aux religieux, sans toutefois comprendre les Sœurs de charité établies dans les campagnes. Il leur est simplement permis de panser et de soigner les malades. Les juges reçoivent l'ordre de refuser aux délinquants le droit de réclamer des salaires pour les soins qu'ils ont pu donner.

L'article 74 des statuts de 1723 concerne les barbiersperruquiers et les domestiques qu'ils emploient. Ils ne peuvent exercer la chirurgie, sous peine de confiscation de leurs instruments et d'une amende de 500 livres. Enfin, le 15 juillet 1755, Pichault de la Martinière, premier chirurgien du roi, obtient un arrêt du Parlement qui défend aux empiriques, charlatans, vendeurs d'orviétan et autres particuliers qui l'exercent, de se livrer au commerce des baumes et des onguents sans avoir obtenu de brevet.

Les maîtres chirurgiens se chargent de poursuivre les compagnons qui pratiquent illégalement leur art. Les poursuites sont faites par le lieutenant, après constatation du délit. Ainsi, le 19 avril 1641, Brice Gay se transporte chez Jacquart qui, sans aucun droit, s'est permis d'ouvrir boutique, et de pendre des bassins à sa devanture (1). Il lui signifie l'arrêt du 4 mars précédent, obtenu contre lui au Grand Conseil, et le menace de poursuites s'il continue. En janvier 1657, Nicolas Dardin va chez Nicolas Poirier, compagnon, demeurant près de l'église des Jacobins. Il lui demande à voir son acte de réception, sans quoi il le fera poursuivre (2). Ayant répondu qu'il n'exerce

(1) Min. Maxias, notaire.
(2) Min. Berthonneau, notaire. — Le 22 mai 1673, les maitres pour-

qu'en qualité de serviteur de maître Jehan Chicard, le
lieutenant ne manque point de lui faire remarquer que
son maître, habitant près de la Celle, ne peut contrôler
ses actes, et que, dans ce cas, il est préférable de ne point
continuer.

L'exercice de la chirurgie, pratiqué parfois par des
compagnons, l'est encore par nombre d'individus, les
uns habitant dans le pays et les autres simplement de
passage.

Pendant le xvie siècle, les charlatans semblent avoir
été tolérés ainsi que les guérisseurs de tout genre établis
à Poitiers. Nicole Michel, doyen de la Faculté de médecine, écrit en 1540 : « Les opérations ont été laissées
à aucuns médiocrement doctes qui se sont appelés
chirurgiens, ainsi que voyons les oculistes, tireurs de
dents, réparateurs de fractures et de dislocations, inci-
seurs de vessies et génitoires, choses que les doctes
médecins ne veulent pas faire » (1). Des femmes soignent
les enfants atteints de la teigne (2). Le bureau de l'Assistance publique confie un orphelin, le 2 décembre 1571,
à Marie Regnault « qui gouverne les malades de maladie de la teigne ». Jusqu'en 1600, nous rencontrons les
noms de cinq à six autres femmes chargées d'un semblable service.

Au siècle suivant, apparaissent à Poitiers les opéra-

suivent Jean de Laubardie qui, après deux ans d'apprentissage, est allé
se loger chez un chanoine de Saint-Pierre tout en apparaissant de temps
en temps dans la boutique du chirurgien Roy, mais en pratiquant surtout
son métier au dehors. Il se contente d'avouer qu'il a saigné quelques
personnes pour leur être agréable. (Min. Gauvin, notaire.)

(1) Michel Nicole, *De l'Administration du Saint-Bois*, etc., Poitiers,
chez Demarnef, 1540.

(2) Bibl. Poitiers, cart. 53 et 54.

teurs. Un nommé Gay, qualifié de « bon catholique»,
est enterré, le 1ᵉʳ mai 1615, à Sainte-Opportune (1).
Guillaume Degennes est aussi appellé opérateur dans un
acte passé le 10 août 1616 (2). Il en est de même d'Etienne
Sauvage, le 1ᵉʳ septembre 1617, sur le registre paroissial
de Notre-Dame-la-Petite.

Les Chavagné exercent pendant une bonne partie du
xvɪɪᵉ siècle le métier d'opérateur à Poitiers. Le plus
ancien, Etienne, marié à Jehanne Chausmier, habite
paroisse de Notre-Dame-la-Petite. Ses nombreux enfants,
baptisés entre 1617 et 1629, ont pour parrains et marraines, non seulement des personnes de distinction, mais
encore des apothicaires et même des chirurgiens (3).
Ces derniers ne semblent point avoir été jaloux de la
concurrence qu'il pouvait leur faire au point de vue
professionnel.

Deux de ses enfants, Jehan et Olivier, lui succèdent.
Le premier épouse, par contrat du 9 août 1639, Anne
Guillegault, veuve de l'imprimeur André Mesnier (4). Le
second, marié à Suzanne Mathé, demeure près de Saint-
Didier. Le 5 mars 1650, il prend en location, moyennant
200 livres par an, une maison paroisse de Notre-Dame-
la-Petite (5). Il est également fermier de terres et de
vignes à Vendeuvre.

(1) Reg. par. Sainte-Opportune.
(2) Min. Douadic, notaire.
(3) Reg. par. Notre-Dame-la-Petite. — Comme parrains, on trouve un
conseiller au présidial, un receveur des domaines du roi et un chanoine.
— Comme marraines, la femme d'un professeur de droit, celle d'un
conseiller au présidial et même Marie de Brilhac, d'une bonne famille de
la noblesse.
(4) Min. Bourbeau, notaire.
(5) Id. — Min. Chauvet, notaire.

Les Chavagné ne sont point les seuls rebouteurs que l'on trouve à cette époque à Poitiers. Le 8 août 1629, Jean Gobilleau, qui se dit opérateur du roi, achète une rente (1). Le 29 janvier 1646, David Girodon, sur-nommé Mathieu du Tron, épouse la femme de chambre de Mme Madronet (2). Enfin, Pelletier, également opéra-teur, fait enterrer sa femme, le 2 avril 1654, à Sainte-Radegonde.

Au xviiie siècle, c'est le bourreau de Poitiers, François Verdier, qui exerce cette profession. Le 15 juillet 1755, Jacques Charrier, lieutenant des maîtres chirurgiens, pro-met à ses confrères d'obtenir une commission pour corri-ger les abus qui se commettent, et s'engage à poursuivre l'exécuteur des hautes œuvres qui leur fait concurrence. Toutefois, il veut que chacun de ses confrères participe aux frais que nécessiteront de telles poursuites (3). Nous ignorons si elles eurent lieu, mais en tout cas, lors du décès de François Verdier, arrivé le 7 septembre 1764, le curé de Saint-Michel lui donna sur son registre le titre de restaurateur du corps humain. Son fils, Pierre Fran-çois, prit également ce titre, quand il fit baptiser son fils, le 18 mars 1764, à Saint-Hilaire-le-Grand.

Nombreux sont les guérisseurs qui habitent plus ou moins longtemps à Poitiers (4). Certains ont fait leur

(1) Min. Bourbeau, notaire.
(2) Reg. par. Sainte-Radegonde.
(3) Arch. Vienne, f. Ant. de l'Ouest. — Verdier, fils du bourreau d'An-gers, et de Catherine Renéteau, sœur de celui de Poitiers, vint dans cette ville prendre la place de son oncle, le 4 février 1727. (Min. Bourbeau, no-taire.) — Les Verdier se succédèrent les uns aux autres jusqu'à la fin du xviiie siècle. Il en est parmi eux qui se retirèrent et vécurent en petits bourgeois.
(4) Dans les campagnes voisines de Poitiers, se trouvaient aussi des

apprentissage de chirurgien. Tel, Germain Airault qui, après avoir débuté chez Rocroy, de 1673 à 1675, s'installe dans cette ville, trois ans plus tard, en qualité de restaurateur du corps humain (1). Un compagnon chirurgien s'associe, le 22 août 1605, avec un compagnon apothicaire. Le premier, nommé Claude Bourcier, né à Luçon, se disant opérateur, prend l'engagement d'enseigner pendant un an, à son associé, toutes les opérations qui sont de sa compétence. En revanche, l'apothicaire Guillaume Corre lui apprendra la pharmacie spargirique (2). Ils partageront ensemble les bénéfices provenant de la vente des drogues, mais chacun d'eux gardera le produit de ses interventions chirurgicales.

Aux xvi⁰ et xviiᵉ siècles, les charlatans de passage sont tenus d'avoir une autorisation du maire quand ils veulent séjourner plus ou moins longtemps dans la ville. Comme il est incompétent dans ces sortes de matières, il lui faut s'adresser à la Faculté de médecine pour avoir son avis ou se contenter de certificats attestant des guérisons plus ou moins authentiques.

En 1516, certain guérisseur ayant placardé des affiches aux portes de la ville, le maire charge le doyen de la

---

rebouteurs. Théodore Roulleau exerçait à Lusignan, en 1677. Il était en même temps chirurgien, mais ne dédaignait point d'ajouter à ce titre celui d'opérateur (Gref. civil de Lusignan). — On trouve Jacques Robineau, sʳ d'Iversay, opérateur (1616), et Jean Bordeau, sʳ de Beauregard, à Sanxay (1676). Pierre Terrasson est dit adoubeur à La Villedieu (Reg. par. de Sanxay, 1681). — Le 5 juin 1743, le curé de Charroux déclare que Jean Chesnier, sʳ Desmars opérateur, qu'il vient d'enterrer, « était habile en son art qui l'obligeoit d'aller çà et là » (Reg. par. de Charroux). Nombre de curés possèdent, eux aussi, des remèdes contre les plaies et contre diverses affections (Aff. du Poitou, 1777-1779).

(1) Min. Marrot, notaire.
(2) Min. Chauvet, notaire.

Faculté de médecine de l'examiner avant de lui permettre d'exercer (1). En 1626, deux apothicaires et deux
chirurgiens sont adjoints au médecin, qui doit interroger
un oculiste (2). Le 20 août 1675, la municipalité se
contente d'examiner les certificats qu'on lui présente,
sans demander l'avis de personne (3). Enfin, des conflits
surgissent parfois entre l'échevinage et le présidial. Ce
dernier, à partir du xviiie siècle, est seul à s'occuper des
charlatans de passage.

En général, tous les rebouteurs sont assez bien accueillis par les échevins. Etienne Thévet nous raconte, en
1603, que l'un de ces derniers s'étant rompu une jambe
se fit d'abord soigner par deux chirurgiens en présence
d'un médecin. Malgré cela, il envoya chercher, à sept ou
huit lieues de Poitiers, un paysan pour voir si l'appareil
était bien en place (4). On l'empêcha de l'enlever, mais
il n'en revint pas moins quelques semaines plus tard, afin
de constater si la guérison était complète. Il en fut
ainsi, raconte le même auteur, pour une luxation du
coude.

La protection que l'échevinage accorde au charlata-
nisme est cause que, le 24 septembre 1624, les trois
corporations qui exercent l'art de guérir se voient
dans l'obligation de s'entendre pour le combattre.
Elles commencent par poursuivre un certain Desiderio
Decombes qui, d'abord, gagne son procès devant la juri-

(1) Reg. dél. mun. n° 15, p. 128. Déjà, le 20 juillet 1515, le médecin
Poitevin se plaignait d'un individu qui soignait les malades sans autorisation. (Id., p. 8.)
(2) Reg. dél. mun., n° 80, p. 36.
(3) Id., n° 125.
(4) Etienne Thevet, loc. cit.

diction de l'échevinage, puis le perd devant celle du présidial (1). Après s'être muni de lettres patentes du roi, il porte l'affaire au Grand Conseil. Là, il obtient gain de cause, le 10 mai 1627. Défense est faite à ses adversaires de l'empêcher de vendre ses drogues, mais il lui est formellement interdit d'exercer la médecine, la chirurgie et la pharmacie.

Ce demi-succès atténue pendant longtemps le zèle du corps médical (2). Pourtant, en 1650, le docteur Messonnier vient encore affirmer les droits que la Faculté possède sur les herboristes, empiriques, lithotomistes, mages, astrologues, gardes-malades, et même sur les malades.

Le 4 mars 1701, époque à laquelle le présidial commence à exercer le droit de police, à la place de la mairie, les médecins portent plainte contre André Godet, sʳ de Bienaize, qui se dit chirurgien du duc d'Orléans. « Il se jacte, disent-ils, de connoître par les urines toutes les maladies, de les guérir par remèdes infaillibles qu'il compose seul et qu'il fait payer auparavant que de donner son avis, ce qui est d'une pure charlatannerie et contraire aux déclarations du roi de 1696. » L'accusé répond qu'étant chirurgien du duc d'Orléans, par provision du 6 mai 1698, personne n'a le droit de l'empêcher de voir des malades ni de le traiter de charlatan, lui qui est officier du roi (3). Le tribunal se contente d'enregistrer la déclaration qu'il fait, de ne point posséder le titre de

(1) Arch. Vienne, D. 11.
(2) Lazare Messonnier, *Juris medicorum, chirurgicorum, pharmaco-pœcum, programma*, Lyon, 1650.
(3) Arch. Vienne, Gref. civil du présidial.

médecin, mais, d'un autre côté, défend à ses adversaires de le traiter de charlatan.

Etienne Thevet nous parle assez longuement des empiriques. Il les divise en deux catégories. La première comprend ceux qui peuvent posséder quelques notions de médecine. La seconde comporte les ignorants qui vendent des remèdes secrets et promettent de guérir toutes les maladies. En arrivant dans une localité, ils posent leurs affiches à la porte de quelque église ou au coin d'une rue. Toutes sont rédigées, à peu de chose près, sur le modèle suivant : « En cette ville, que Dieu garde, est arrivé un grand médecin ou chirurgien qui guérit l'épilepsie, paralysie, migraine ou douleurs de tête, les gouttes, escrouelles, cancers, coliques, vérole, carnosités, toutes sortes d'hernies, la cataracte ou toile des yeux, la pierre, et possède aussi plusieurs autres beaux secrets » (1). Ces affiches sont complétées par l'exposition d'un tableau représentant nombre de cures merveilleuses.

Les charlatans prennent des élèves qu'ils instruisent à titre gratuit. Ainsi, le 13 mai 1635, l'opérateur Eguen se charge d'un enfant assisté, âgé de 10 ans. Il l'élèvera dans la religion catholique, le nourrira, lui enseignera son métier et lui fera accomplir tous ses devoirs religieux (2). Le saltimbanque Charles Richard se charge gratuitement, en 1646, de Jean Deschamps, âgé de 14 ans (3).

---

1) Etienne Thevet, *loc. cit.* — En 1621, le sieur Chastelet répand un prospectus d'après lequel il promet d'apprendre nombre de sciences. Il affirme que dans l'espace de quinze jours, il fera connaître la manière de distinguer les maladies les unes des autres. (Arch. Vienne, D. 11)

(2) Min. Bourbeau, notaire.

(3) Min. Dubois, notaire.

Il lui apprendra à jouer de plusieurs instruments, à voltiger et à faire d'autres exercices du même genre.

Les opérateurs se font généralement accompagner de saltimbanques chargés d'attirer le public autour de leurs tréteaux. Le 15 juillet 1666, François Désaulgier, s' de Fontblanche, prend à son service toute une famille qui le suivra partout où il ira, Ceux qui la composent « feront farces, ballets, saults et danses sur cordes, voltiges et autres exercices de leur profession, pendant un an » (1). Ils auront deux parts et demie de ce que produira le boniment et seront logés et nourris gratuitement. On leur verse à l'avance une somme de 75 livres. Le 8 juillet 1693, le chirurgien opérateur Oudefond se fait accompagner de deux gagistes, qui, moyennant 6 livres l'un et 12 livres l'autre, se livreront également à divers exercices sur son théâtre (2). Ils auront le droit de donner des leçons de danse dont le produit sera partagé entre eux et leur maître.

Au xviie siècle, les charlatans de ce genre semblent être venus en assez grand nombre à Poitiers. Un certain François Désalgier, s' de Fontblanche, se dit « opérateur de la ville de Poitiers, nommé par MM. du corps de ville à cause des preuves données de son remède appelé l'*Antitan* » (3). Son produit ayant été l'objet d'une contrefaçon, il obtient, le 26 juillet 1666, un arrêt du présidial qui en interdit la vente.

Le 14 septembre 1665, Charles des Bouliers, opérateur

(1) Min. Dubois, notaire.
(2) Min. Dubois, notaire. — L'opérateur Drouin se contenta, en 1751, d'employer deux soldats du régiment de Conti (Arch. Vienne, Gref. civil du présidial)
(3) Arch. Vienne, Gref. civil du présidial.

du roi, est autorisé à pratiquer son art à Poitiers (1).
Le 6 août de la même année, le sieur Basse, son collègue,
reçoit, avant de lui céder la place, un certificat de la
mairie attestant que personne n'a eu à se plaindre de
sa conduite, de celle de sa troupe et de la qualité de ses
marchandises.

En général, ces guérisseurs de passage ne paraissent
point emporter beaucoup d'argent, lors de leur départ de
Poitiers, car le métier n'est guère lucratif. Le 21 janvier
1645, dans le règlement de compte qui a lieu entre Audebert Caillé, médecin spargirique et opérateur d'une part,
et Besignen de la Grange d'autre part, associés, depuis le
8 avril de l'année précédente, nous voyons que sur les
sept clients qu'ils ont soignés, il en est d'abord trois
qui n'ont rien voulu payer. L'un d'eux, ayant promis
500 livres, avait négligé de les verser (2). Ils reçoivent
d'une demoiselle de la Favrie 400 livres, d'une femme
atteinte d'une maladie secrète, 12 livres, et pour un
enfant soigné d'une hernie, 8 livres. A ce dernier, ils
s'étaient contentés de mettre des emplâtres et un
bandage.

D'une manière générale, comme dit Thevet, les charlatans n'ont chacun qu'une ou deux spécialités, ce qui
est peut-être la cause pour laquelle les chirurgiens semblent s'en désintéresser. De plus, nombre de ces gué·

(1) Reg. dél. mun., n° 130, p. 58, 60.
(2) Arch. Vienne, Gref. civil du présidial. Au xvii⁰ siècle, nous trouvons
à Poitiers le sieur Toscan La Raphée, opérateur privilégié de ducs et de
maires. « Il tire avec une adresse toute particulière les dens recouvertes
de leur gencive, les nettoie, les égalise et les plombe ». — Dufour, dentiste de Paris, blanchit et nettoie les dents, les plombe, les égalise, en
remet d'artificielles et confectionne des râteliers sans odeur. (Arch. Vienne,
F. 4.)

risseurs sont privilégiés du roi, des princes de la maison
royale ou même de souverains étrangers. Ils ont ainsi de
puissantes protections qui les rendent difficilement atta-
quables.

Les dentistes semblent être venus souvent, au xvi[e]
siècle, exercer à Poitiers. Thevet nous dit que certains
Espagnols, tout en faisant des farces, vendaient « à un
nombre infini de personnes une petite pilule contre le
mal de dent ».

Dans la seconde moitié du xviiie siècle, ils y apparaissent fort nombreux. Le 9 mai 1764, l'Italien Annibal
Rubini fait baptiser une fille à Saint-Porchaire (1). Le
20 avril 1766, l'Alsacien Francois Desvaux en fait autant
pour son fils, dans la même église (1). Les *Affiches du
Poitou* annoncent, en 1773, l'arrivée de l'Italien Bossis
de Beausoleil, et, l'année suivante, celle de Cachée. Ce
dernier vend l'élixir d'Agadie, bon pour guérir « le scor-
but des dents », et soigne gratuitement les pauvres. Le
25 mai 1780, Gariot, qui a succédé à son père établi dentiste à Poitiers, annonce, dans le même journal, la mise en
vente d'un opiat et d'un élixir. Enfin, le 22 novembre 1785,
François Vaugelade, portant le même titre que le précédent, épouse Anne Fruchon dans l'église de Notre-Dame
l'Ancienne.

Pendant tout le second semestre de l'année 1789, *les
Affiches du Poitou* font savoir que Bonnesse, originaire
de Prague, donne ses soins aux deux extrêmes parties du

---

(1) Reg. par. Saint-Porchaire. — En 1705, le chapitre de Saint-Hilaire
accorde à Jean-Louis Hubert, ch. de Saint-Hubert, le droit de toucher les
personnes atteintes de rage, et celles qui veulent s'en préserver. (Arch.
Vienne, G. 527.)

corps humain. Comme pédicure, il extirpe les cors aux pieds en y mettant la plus grande dextérité. Comme dentiste, il blanchit les dents, les plombe et en met de postiches. En plus de ces divers talents, il fait connaître un secret qui lui est personnel, pour détruire les punaises.

Les dentistes se montrent sans aménité à l'égard de leurs concurrents. C'est ainsi que, le 5 avril 1755, ce même Bossis, dont nous avons déjà parlé, se plaint, en exhibant sa qualité de dentiste de la duchesse d'Orléans, de son confrère Dufour qui, condamné en justice, vint lui proposer un duel (1). Ayant refusé, il le poursuivit dans la rue des Basses-Treilles et le frappa de plusieurs coups de bâton.

Peu nombreux apparaissent ceux qui pratiquent l'extraction de la pierre sous le nom de lithotomistes. Le 21 janvier 1699, les échevins demandent aux chirurgiens de la ville de vouloir bien recevoir à la maîtrise le nommé Dufresne, à condition qu'il traite les pauvres affligés soit de la pierre, soit d'hernies (2). Le 10 juillet 1650, deux enfants sont envoyés à l'Hôtel-Dieu afin qu'un opérateur puisse les guérir « sans lucre ». Ils sont atteints tous les deux de la première de ces maladies (3). Les charlatans de cette catégorie ne semblent pas avoir fait beaucoup de réclame à Poitiers.

Les oculistes, marchands de remèdes ou opérateurs, passent assez souvent par Poitiers, surtout vers la fin du xviiie siècle (4). Parfois, ils y séjournent un temps

(1) Arch. Vienne, Gref. criminel du présidial.
(2) Reg dél mun., no 79, p. 221-238.
(3) Bibl. Poitiers, Cart. 45, Reg. 14.
(4) Avant cette époque, il est parlé d'un opérateur oculiste, le 30 juillet 1629. (Reg. déi. mun., n° 80, p. 36.)

plus ou moins long, comme le font Laurent Lemaire et
son fils Laurentin. Le 29 avril 1773, Le Bayle, chirurgien
juré et oculiste à Melle, annonce qu'il opère les loupes,
traite les yeux et fabrique des bandages (1). Le 23 septembre suivant, le chevalier Tendini, oculiste du duc d'Orléans, après avoir visité Saint-Maixent, Niort et Fontenay,
fait savoir qu'il passera quinze jours à Poitiers (2). Viennent ensuite Chalibert, en 1777, puis Grandjean, oculiste
du roi. Il opère la cataracte, faisant ainsi concurrence au
chirurgien Gabriel Texereau, fort connu pour pratiquer
les opérations de ce genre. Enfin, en 1780, Gleize guérit
aussi de la cataracte, de même qu'en 1783, Helmer, oculiste du roi de Prusse. Le dernier des opérateurs de ce
genre que nous ayons rencontré est Lemercier de Davel,
venu de Montpellier (3). Lui aussi se chargeait d'opérer
cette même maladie.

Etienne Thevet nous parle des chirurgiens herniaires,
dont il se plaint assez amèrement. Sous le nom de châ-
treux, ils coupent indistinctement les hernies et vont
même jusqu'à transformer à l'état d'eunuques une grande
quantité de petits enfants. Le 14 novembre 1557, le
bureau de l'Assistance publique chargea Goubilleau, chirurgien et opérateur, « de tailler l'hernie et rompture de
Garigner, tellement l'intestin lui en alloit et eut esté
inapte à exercer son métier » (4). L'opération dut réus-

---

(1) Arch. Vienne, E. 272. — *Affiches du Poitou*, 1773.
(2) En 1728, les P. Récollets guérissent la fille de François Gourdon,
atteinte de cataracte, et reçoivent en cadeau un encensoir avec une petite
cuillère d'argent. (Arch. Vienne, G. 83, p. 68.) — Le 4 novembre 1773,
Oudin, employé aux tabacs, annonce une eau pour la guérison des yeux.
(*Affiches du Poitou*.)
(3) *Journal de Poitiers*.
(4) Arch. hôpitaux de Poitiers.

sir, car quelques mois plus tard le malade reçut un pourpoint de futaine. Le 1er mars 1781, Antoine Dumay annonce dans *les Affiches du Poitou* qu'il est à la fois chirurgien herniaire et bandagiste.

Un autre chirurgien, nommé Rablot, fait savoir dans ce même journal, le 15 décembre 1791, qu'il est « pelliculiste ». Son maître, le médecin Delair, docteur de Montpellier, lui a enseigné la manière d'extirper les cors aux pieds sans douleur et sans les faire saigner. Il possède, en outre, une pommade qui en détruit les racines ainsi que celles des verrues et des durillons.

Nous ne parlerons pas des sorciers, jadis fort nombreux en Poitou. Etienne Thevet nous raconte que leurs recettes sont pleines de belles oraisons, psaumes, du nom de Jésus-Christ, de la Trinité et de signes de croix « ou eau bénite à chaque mot ». Ils soignent surtout les varices ou veines très en saillie, en marmottant certains mots (1). « Ceux de Croutelle, près de Poitiers, appartiennent, dit-il, à une race de gens qui, depuis le début du XVIe siècle, possèdent le secret de guérir « les morsures venimeuses ».

Dans toutes les classes de la société, nombre de personnes crurent jadis aux sorciers et aux empiriques. Nous savons par ce même Thevet que Charles IX versa 10.000 francs, et le connétable de Montmorency 50.000 francs pour obtenir, de certains individus de ce genre, des remèdes destinés à les guérir de la goutte. Comme à cette époque, et même longtemps après, ni les médecins ni les chirurgiens n'obtinrent la guérison de

_____

(1) Saint-Thevet, *loc. cit.*

cette maladie pas plus que de beaucoup d'autres, il ne faut pas s'étonner que l'on ait eu recours, en haut comme en bas de l'échelle sociale, à toutes les variétés de guérisseurs. Au surplus, il en est de même de nos jours. Le patient et son entourage qui conservent jusqu'à la fin l'espoir d'une guérison, n'hésitent point à la demander à tous les charlatans qui veulent bien la leur promettre.

CHAPITRE XV

L'ÉTAT SOCIAL ET INTELLECTUEL DES MAÎTRES CHIRURGIENS.

Armoiries des chirurgiens. — Leurs charges militaires. — Ils sont obligés
de faire escorte au maire. — Le port des armes. — La chirurgie décla-
rée art libéral. — La fortune des chirurgiens. — Ils prennent des fermes
en location. — Les vêtements qu'ils portent. — Les titres qu'ils recher-
chent. — Chirurgiens des princes apanagistes, de la milice, des
pompiers et des prisonniers. — Les exemptions qu'on leur accorde. —
Les suppôts de l'Université. — Caractère agressif de quelques chirurgiens. — Les bibliothèques des maîtres. — Les écrivains Pierre André,
Etienne Thevet et Brise Gay. — Fin de la communauté.

Les chirurgiens font à Poitiers, comme dans les autres
villes de France, partie des maîtrises et jurandes. De ce
fait, ils restent sous la juridiction de la police locale,
représentée par le maire et les échevins jusqu'en 1700,
puis ensuite par le lieutenant civil, et en dernier lieu
par le lieutenant de police au présidial.

Leur maîtrise, comme toutes les autres, possède des
armoiries ; mais nous ignorons si elles furent semblables
à celles que d'Hozier leur donna, en 1698, qui se compo-
saient *de gueule à un sautoir d'or, chargé de cinq lancettes
de sable.*

Plus tard, au xviiie siècle, les chirurgiens de Poitiers
adoptèrent celles de leurs confrères de Paris : *d'azur
à trois boîtes d'or, deux en chef et une en pointe avec une
fleur de lys d'or en abime.*

Au xviᵉ siècle, les chirurgiens sont astreints, comme tous les membres des corporations de la ville, à subir les charges militaires. Ils font partie de la milice, et, par conséquent, sont tenus de monter des gardes. En 1549, le maire les oblige à fournir vingt-sept boulets du poids de 7 livres, avec « une bougette de cuir étiquetée : *barbier* » (1). Le 8 novembre 1552, leur doyen, Gilles Amaury, bourgeois de l'hôtel de ville, conserve chez lui la pièce d'artillerie de sa communauté, ainsi que la poudre et les boulets qu'il doit tenir à la disposition du maire (2). Cette obligation cesse au xviiᵉ siècle.

Il en exista une autre qui fut particulièrement désagréable aux chirurgiens, de même qu'aux apothicaires, orfèvres et horlogers. Chacune de leurs jurandes devait déléguer deux de ses membres, revêtus des livrées de la ville, mi-partie blanches et rouges, chaque fois que le maire assistait à une cérémonie publique ou présidait à une exécution capitale.

C'est à partir de 1630 que commence la lutte entreprise par les maîtres pour se faire exempter de cette charge. Ayant tous refusé, le 16 octobre de cette même année, de l'accompagner lors de l'exécution capitale de Louise Domault, on les condamne chacun à 200 livres d'amende (3). Huit jours plus tard, ils s'excusent en déclarant y avoir envoyé, à leur place, deux individus parfaitement convenables (4). Le maire ne les jugeant point tels, répond qu'ils sont « vils et abjects ». L'un est un

(1) Reg. dél. mun., nᵒ 38, p. 177.
(2) *Id* , nᵒ 32, p. 147.
(3) *Id.*, nᵒ 81.
(4) Min. André Chaigneau, notaire.

15

ramasseur de vipères et l'autre un simple journalier. Tous les deux sont, en outre, fort mal vêtus.

Le 16 décembre de la même année, les chirurgiens font opposition à cette sentence et obtiennent gain de cause au Parlement. Aussi, le 30 juin 1631, le conseil municipal se voit-il obligé de leur remettre cette somme de 200 livres depuis longtemps employée pour les besoins des pestiférés (1). Toutefois, ils restent astreints, comme par le passé, à se faire représenter aux exécutions capitales.

Cette affaire, assoupie pendant plusieurs années, recommence à la suite d'une délibération prise par les chirurgiens, dans leur salle Saint-Côme. Ils déclarent d'un commun accord, le 22 décembre 1640, ne vouloir point assister à la pendaison d'un criminel, « d'autant que le maire n'a aucun pouvoir sur eux mais seulement le Grand Conseil du roi » (2). En cas de condamnation par la police des échevins, ils emprunteront l'argent nécessaire pour aller en appel. C'est ce qui eut lieu deux jours plus tard (3). Ils furent frappés d'une nouvelle amende de 200 livres pour n'avoir point assisté à l'exécution de Jacques Daget, dont le cadavre leur avait cependant été remis, afin « de le disséquer et de s'instruire en anatomie ».

Suivant ce qu'ils en avaient décidé, les chirurgiens font appel au Grand Conseil qui, tout d'abord, leur donne raison quant au fond, le 4 janvier 1634 ; puis ordonne, le 8 février suivant, la restitution de leur amende (4). Toutefois, un arrêt prononcé par cette Cour,

(1) Reg. dél. mun., nº 81.
(2) Min. Bourbeau, notaire.
(3) Reg. dél. mun., nº 91, p. 98.
(4) *Id* , nº 91, p. 119.

le 17 novembre 1642, les astreint à se faire représenter
dans le cortège du maire par des personnes convenables (1). Une dernière fois ils refusent, en 1659, d'envoyer des individus pour les remplacer, prétextant qu'ils
n'ont plus de casaques et que le temps leur a manqué
pour en faire fabriquer (2). Aussi, sont-ils de nouveau
condamnés à 200 livres d'amende.

A partir de cette époque, jusqu'au milieu du xviiie siècle, la communauté des chirurgiens figure toujours la
dernière sur la liste de celles qui sont tenues d'assister
aux cérémonies publiques dans le cortège du maire.
Comme les apothicaires, les maîtres se font remplacer
par des individus quelconques sans qu'il y ait eu de diffi-
culté de la part de la municipalité.

Au xvie siècle, les gens des métiers sont tous tenus d'a-
voir des armes. Il en est de même des chirurgiens. En
1523, Grégoire Rogier achète, moyennant 12 livres
10 sols, une arquebuse que lui vend l'hôtel de ville (3).
Le 24 avril 1653, Jean Bellon en possède une à rouet avec,
en plus, deux mousquets et un espadon (4). Le 28 mai
1707, Emery Courtin est propriétaire d'une paire de pis-
tolets, et Étienne Carron, le 8 février 1724, de deux fusils
et de deux épées (5). Enfin, le 19 décembre de la même
année, Bourdon de Beaupuy, chirurgien du prince de
Conti, laisse en mourant une épée à poignée d'argent (6).

(1) Reg. dél. mun., n° 94, p. 79.
(2) Id., n° 110, p. 150.
(3) Id., n° 18, p. 315.
(4) Min. Royer, notaire.
(5) Arch. Vienne, Gref. civil du présidial. — Min. Duchasteigner,
notaire.
(6) Min. Hélion, notaire.

A cette époque, les membres des corporations d'arts et métiers ont l'habitude de porter cette arme.

La situation sociale des chirurgiens tend à se modifier graduellement à partir de l'édit de 1692 qui dit que leur art « ne pourra ny estre compris, ny censez estre de la qualité des mestiers ». Les statuts de Versailles de 1723, viennent à leur tour déclarer que les maîtres jouiront des privilèges attribués aux arts libéraux. Il est vrai que ces prescriptions restent de longues années sans recevoir aucune application.

En conformité des arrêts du Conseil d'Etat, des 2 et 10 août 1756, paraissent des lettres patentes du roi qui déclarent que tous les chirurgiens « exerçant sans aucun mélange de profession mécanique et sans faire aucun commerce ou trafic, soit par eux, soit par leurs femmes, seront réputés exercer un art libéral ». On les comprendra parmi les notables bourgeois dans les villes de leur résidence et ils pourront être revêtus des offices municipaux. Toutefois, ils n'auront droit à aucune exemption en ce qui concernera la taxe d'industrie, tout en restant exemptés de la garde, du guet, des corvées et des autres charges du même genre.

Ils pourront garder avec eux un ou deux élèves qui ne devront point tirer à la milice. Les lettres patentes du 24 août 1743 ajoutent qu'ils seront tenus de suivre les cours d'une Université et de se faire recevoir maîtres ès arts (1). Ces nouvelles dispositions sont enregistrées par le Conseil municipal de Poitiers, le 22 novembre 1756.

_____

(1) Reg. dél. mun., no 172. La Faculté de Médecine de Poitiers s'unit à celle de Paris pour s'opposer à l'enregistrement des lettres patentes du 26 octobre 1743, autorisant les chirurgiens à enseigner. (Verdier, *loc. cit*)

Les chirurgiens, au point de vue de leur fortune, peuvent être rangés dans la catégorie des petits propriétaires. Certains d'entre eux possèdent des maisons à Poitiers. Le 16 juin 1621, Armel Porcher loue son hôtel du *Saulmon*, situé place du Marché-Vieil. Pierre Demairé donne en location, le 8 août 1641, la maison qu'il possède rue de la Jabrouille, au coin du carrefour de Janoilhac (1). Le 29 août 1646, Jehan Boucault est propriétaire de celle qu'il habite dans la rue Saint-Michel (2). Les exemples de ce genre sont fort nombreux.

Certains maîtres ont aussi quelques propriétés aux environs de Poitiers. Le 6 novembre 1625, Charles Dardin fait visiter sa ferme d'Anxaumont (3). Le 20 mai 1629, Martin Delongueil loue son moulin de La Payre, situé sur le Clain (4). Le 3 septembre 1648, Jean Thevenet donne à ferme sa métairie de la Bégaudière, paroisse de Biard (5). Enfin, le 12 mars 1678, Etienne Bironnet achète une vigne au clos Poullet dépendant de l'abbaye de Saint-Cyprien (6). Il nous serait facile de dresser une liste de ces chirurgiens petits propriétaires fonciers qui furent assez nombreux dans la ville de Poitiers.

Selon l'usage de l'époque, ils prennent à ferme des terres appartenant soit au clergé, soit à des particuliers. Le 3 mai 1601, François Ferrand, fermier des biens du prieuré de Saint-Porchaire, sous-afferme un pré qui en dépend (7). Le 12 juin 1636, René Laurentin

(1) Min. Chesneau (Daniel), notaire.
(2) Min. Bourbeau, notaire.
(3) Arch. Vienne, Gref. civil du présidial.
(4) Min. André Chaigneau, notaire.
(5) Min. Bourbeau, notaire.
(6) *Jd.*
(7) *Id.*

prend à bail les dépendances de l'abbaye de Saint-Benoît (1). Le 13 juin 1653, Charles Delafontaine est locataire des métairies de la Combe, du Chêne et de Lanji-
baudière, paroisse d'Adriers (2). La surveillance de ces
terres ne les empêche point d'exercer leur profession
et même d'y ajouter certains commerces ; Dufour est
mis, le 24 octobre 1711, au nombre de ceux qui vendent
« du vin à boire », chose fort commune alors à Poitiers (3). En résumé, ils agissent de la même façon que
la plupart des petits bourgeois et des petits fonctionnaires
de la ville.

Les chirurgiens sont habillés comme les gens de leur
condition ; mais ils semblent, toutefois, mettre plus de
recherche dans leurs vêtements, à partir du xviiie siècle.
Le 28 mai 1707, Emery Courtin laisse à sa mort « un
habit et une veste de peschina d'Amboise de couleur ver-
dâtre, une culotte de panne bleue avec deux glands d'or au
côté, un gilet brodé d'or avec des boutons dorés, ainsi que
les coutures des poches » (4). Il possède en outre : « deux
perruques, des bas de laine blanche et grise, trois cra-
vattes de mousseline, trois paires de manchettes de baptiste, un manteau bleu et une canne de jonc à pomme
d'argent ».

Le 19 décembre 1724, l'habit de François Bourdon de
Beaupuy est de drap avec boutons mêlés de fils d'argent
et la culotte couleur de tabac d'Espagne. Un second,
couleur de musc, possède des boutons de cuivre.

(1) Min. Bourbeau, notaire.
(2) Id.
(3) Arch. Vienne, Gref. civil du présidial.
(4) Id., ib.

Un troisième est de drap noir et un quatrième, gris de fer avec boutons ornés de fils d'argent (1). Une petite veste de toile blanche a ses deux devants piqués et garnis de fils d'or. Son manteau est écarlate, sa tabatière d'argent, son manchon en peau de loup et ses boucles de souliers en argent. Il possède deux cachets et deux crayons renfermés dans un étui d'argent, « façon d'Alexandre, horloger à Poitiers ». Enfin, son portrait figure dans un cadre doré, fixé au mur de sa chambre à coucher.

Les chirurgiens de Poitiers cherchent, autant que possible, à s'attacher aux grands personnages afin d'en acquérir quelques privilèges. En 1586, Etienne Thevet se dit chirurgien du prince de Conti. Le 8 septembre 1719, François Boudon-Beaupuy demande à la mairie l'enregistrement du brevet que lui a délivré Louis-Armand de Bourbon, prince de Conti, « à cause de sa capacité et expérience en fait de chirurgie, ayant été chirurgien du fort Saint-Louis et des îles de Saint-Domingue, puis à l'armée de la côte de Léoganne, ayant servi vingt-cinq ans, tant dans les troupes du roy que dans les hôpitaux des armées » (2). Le 15 décembre 1724, Jacques Charrier le remplace, grâce à « son expérience dans l'art de chirurgie, de sa probité et de sa bonne conduite » (3). Il est autorisé à mettre « un tapis aux armes du prince devant sa maison et à jouir de tous les privilèges que lui donne son titre ».

Les chirurgiens du comte d'Artois sont en plus grand

(1) Min. Hélion, notaire.
(2) Reg. dél. mun., n° 128, p. 19. — Enregistrée le même jour.
(3) Reg. dél. mun., n° 142. — Cette nomination est enregistrée à la mairie, le 2 janvier 1725.

nombre. On rencontre parmi eux : Louis Dabon-Coupelle (1778), Jean-Jacques Rivault (1784) et Urbin
Douxamy (1785) (1). Ce titre n'est porté par aucun
chirurgien à partir de 1790.

La mairie de Poitiers accorde aussi des titres du
même genre, au début de la Révolution. Le 28 août
1789, Maury est nommé à la fois chirurgien de la milice
de Poitiers et de la compagnie des pompiers (2). Enfin,
l'année suivante, il est attaché avec cette même qualité
à l'hôtel de ville.

Le 31 juillet 1726, Louis Regnault, maître chirurgien,
demande au lieutenant général la place de Jean Mi-
chault qui, avant sa mort, soignait les prisonniers. Il
revendique les immunités dont jouissait son prédécesseur,
comme exemptions de guet, de garde de logement des
gens de guerre, des tutelles et des curatelles. Tout cela
constituait des privilèges attachés à cette charge (3).
Elles lui sont accordées et, le 10 août suivant, sa nomination est enregistrée à la mairie.

Les maîtres ne sont point tous aussi heureux dans
leurs demandes. Le 4 février 1726. Bonaventure Chambellain, exhibant de sa qualité de lieutenant du premier
chirurgien du roi, désire être exempté du logement des
soldats (4). La municipalité lui refuse ce qu'il lui demande. Le 11 janvier 1740, Raymond Dumont voulant,
en qualité de chirurgien de l'Hospice des incurables, être
déchargé de l'impôt de capitation, n'obtient aucun résultat.

---

(1) *Almanach du Poitou.*
(2) Reg. dél. mun., nᵘˢ 195 et 197.
(3) *Id.*, nᵒˢ 141 et 152.
(4) Arch. Vienne, Gref. de la cour conservatoire.

Un titre souvent recherché par les marchands et les petits bourgeois de Poitiers est celui de suppôt de l'Université. Il permet à ceux qui le possèdent de se soustraire à la juridiction de l'échevinage et de s'adresser directement à celle de la Cour conservatoire du présidial (1). Parmi les nombreux chirurgiens qui se rendent acquéreurs d'un tel titre, nous trouvons : Pierre Thevenet (1647), François Paillé (1660), René Servant, s^r du Coutault (1720), Jean Motheau (1721), Etienne Herbert, s^r de Beaulieu (1728) et Gabriel Texereau (1744).

Si la plupart des chirurgiens sont gens honnêtes et modestes, il en est d'autres dont l'orgueil et la vanité excitent l'indignation de leur confrère Etienne Thevet (2). Il nous montre ces individus « barbares, flatteurs, ignorants des belles-lettres, sans principes et vantards. Chacun d'eux parle constamment de son baume, de son onguent, de son cautère, de son bandage, parfaitement inconnu du reste, de sa décoction, de son secret, de sa diète, de sa douceur de mercure et de son essence. Pas un qui ne dise tenir ces remèdes d'un Turc ou d'un Egyptien ».

Tout chirurgien appartenant à cette catégorie est ignorant et barbare. « Il brûle, taille, coupe et tranche plutôt comme un vrai barbare, que comme un chrétien ». Bref, si parmi les gens de cette profession il en est de doucereux qui se rangeant toujours à l'avis du malade, il en est d'autres, au contraire, d'une brutalité révoltante.

(1) Arch. Vienne, Gref. de la cour conservatoire.
(2) Etienne Thevet, *loc. cit.*

Cette brutalité se retrouve, parfois, dans la vie privé des chirurgiens. Le 14 septembre 1709, Pierre Roy frappe et blesse la femme d'un nommé Bergeron (1). Le 18 septembre 1711, Nicolas Degennes, violent et emporté, bat sa femme, la jette à terre et la tire par les cheveux (2). Le 1er octobre 1761, Guyonneau est poursuivi pour avoir battu le nommé Mothe qui refusait d'aller jouer avec lui à l'hôtel Saint-Jacques, dans le faubourg de la Tranchée (7). A la veille de la Révolution, le 28 août 1765, Piorry ose invectiver et injurier le médecin Decressac dans l'exercice de sa profession (3). Une lettre du doyen de la Faculté le rappelle, le jour même, au respect qu'il doit à chacun de ses membres, et le menace de poursuites, s'il recommence (4). L'antique respect des chirurgiens pour les docteurs en médecine semble avoir singulièrement décliné à cette époque.

A part quelques honorables exceptions, dont nous parlerons plus loin, les chirurgiens de Poitiers ne paraissent pas avoir possédé un goût bien prononcé pour les ouvrages concernant leur profession. Dans l'inventaire du protestant Charles Bourceau, nous trouvons seize tomes de livres, dont une bible (5). Louis Charrier laisse, à sa mort, quarante volumes de chirurgie et de « sainteté » estimés seulement 5 livres 24 sols (6). Le 17 janvier 1720, l'inventaire, après décès, de Jacques Toyon nous indique vingt volumes servant à sa profes-

---

(1) Arch. Vienne, Gref. crim. du présidial.
(2) *Id.*, Gref. civil du présidial.
(3) *Id.*, Gref. crim. du présidial.
(4) *Id.*, Reg. 8 S.
(5) *Id.*, Gref. civil du présidial.
(6) Min Dubois, notaire.

sion (1). Enfin, le 10 septembre 1724, Jean-François Bourdon-Beaupuy en compte cinquante-trois dans sa bibliothèque, parmi lesquels, *la Vie des saints* (2). En résumé, peu de traités de chirurgie, avec quelques livres de piété.

Plusieurs chirurgiens de Poitiers ont écrit sur leur art, aux XVIᵉ et XVIIᵉ siècles. Le premier que nous trouvions est Pierre André, né au Dorat, qui, pendant vingt ans, parcourut l'Europe, après avoir travaillé dans les villes de Paris, Toulouse, Montpellier, Lyon. Il fit la guerre en Ecosse, en Allemagne et en Bohême, où il visita Prague. Il assista au siège de Boulogne, et, en 1552, à celui de Metz, où il dut connaître Ambroise Paré, son illustre confrère.

Venu à Poitiers vers 1558, il est attaché, en 1563, à l'hopital des pestiférés. Ayant combattu l'épidémie qui désola la ville à cette époque, il profita des connaissances professionnelles qu'il sut acquérir au lit des malades, pour publier un ouvrage qu'il intitula :

Traité ‖ de la Peste et ‖ la cure d'icelle ‖ avec la préparation de l'antimoine ‖ et les vertus et propriétés d'iceluy, ser ‖ vans grandement à la curation de la ‖ dicte Peste.

Plus un petit traicté de la Dissenterie et de ‖ ses remèdes. Le tout par bon ordre et ‖ rédigé en sommaire par Pierre André natif ‖ du Dorat A POICTIERS, par Nicolas Logeroys, 1563, in-8°.

L'ouvrage est dédié à Jehan de la Haye, écuyer,

(1) Min. Rousseau, notaire.
(2) Min. Hélion. En 1616, le libraire Jean Bontemps met en vente *la chirurgie des ulcères*, in-12, relié, au prix de 10 sols (Min Aubineau, notaire).

conseiller du roy et lieutenant général en Poitou. Cette
dédicace porte la date du 9 septembre de la même
année.

André cite souvent, dans son travail, les anciens
comme Hippocrate, Galien et même Homère. Il s'étend
ensuite fort longuement sur la prophylaxie de la peste
et donne de nombreuses indications sur le régime ali-
mentaire à suivre et les remèdes à prendre. Il s'arrête
aussi longuement sur le traitement des bubons dont les
procédés curatifs qu'il conseille, sont plus ou moins
bizarres. Après avoir signalé les nombreuses précautions
qu'il convient de prendre pour éviter la propagation du
mal, il fait connaître un instrument spécial fabriqué à
Croutelle. Cet instrument, qui remplace l'antique seringue, permet aux malades de se donner des clystères
sans l'aide de personne.

Le travail de notre chirurgien, rempli de formules de
tout genre, plus ou moins bizarres, ne sort guère de la
moyenne de ceux qui sont publiés à cette époque.

Dans un traité concernant l'antimoine, il cite souvent
Pline et Galien. Son but est de conseiller l'emploi de ce
produit pour combattre la peste. L'ayant lui-même
ordonné à ses malades, lors d'une épidémie qui sévit
à Prague en Bohême, il en obtint les meilleurs résultats.

Pour guérir les personnes atteintes de la dysenterie,
il donne diverses formules dans lesquelles doivent entrer
nombre de produits plus ou moins bizarres, comme le
foie de loutre macéré dans du vin blanc puis séché au
four. Cependant, il s'attache surtout, d'une façon très
régulière, à indiquer les régimes alimentaires que les
malades doivent suivre.

Quelques années après l'arrivée de Pierre André, un de ses confrères vient à son tour s'établir à Poitiers dans les mêmes conditions que lui. C'est Etienne Thevet, originaire d'Angoulême. qui, après avoir servi aux armées, s'engage, en 1586, à soigner les pestiférés. Toutefois, il ne publie son travail sur cette maladie qu'en 1603, époque à laquelle on voit le fléau reparaître. Son livre est intitulé :

TRAICTÉ ‖ de la peste ‖ préservation, ordre ‖ et règlement qu'il y ‖ faut observer, avec plusieurs ‖ choses remarquées contre ‖ l opinion commune ‖ ensemble la curation ‖ d'i- celle, et du Bubon et Charbon. ‖ Par Estienne Thevet, An- gou ‖ moisien, Chirurgien de Monseigneur le ‖ Prince de Conty et Juré ‖ A Poictiers ‖ Par Jean de Marnef, impri- meur et ‖ Libraire ordinaire du Roy. ‖ 1603, in-8°, 12 f.f. lim. et 200 p.

Ce livre, dédié au maire et aux échevins de Poitiers, est réimprimé plus tard, en 1613 (1). Toutefois, le titre en est modifié de la façon suivante ·

Avis sur la pré ‖ servation et curation de la pe ‖ ste avec une exacte et simple recher ‖ che des plus utiles et princi- pales difficultés qui s'y puissent remarquer. ‖ Par Estienne Thevet, chirurgien, etc.

Cet auteur nous parle longuement des épidémies qu'il eut occasion de voir à Poitiers, à partir de 1586. Il en donne les causes, dont les principales sont l'infection des égouts et la malpropreté des habitations. Il attribue aussi une grande importance au dicton, bien connu adis, qui les résume presque toutes. Ce sont : « la faim,

---

(1) De la Bouralière, « l'Imprimerie et la Librairie à Poitiers au xviiᵉ siècle » (Mém. Soc. Ant. Ouest, t. I, 3ᵉ série.)

la fatigue, les fruits, les femmes, le froid et la frayeur ».
Ses remarques sont toujours fort judicieuses, tant au
point de vue du traitement des malades que des précautions à prendre pour éviter le mal (1). Il s'étend,
avant tout, sur la nécessité de combattre les diverses
causes de contamination.

L'ouvrage de Thevet est bien supérieur à la plupart de
ceux du même genre qui parurent à cette époque. Il
savait voir et comprendre ce qui se passait autour de lui.
Nombre de ses réflexions sont frappées au coin du bon
sens. Par malheur, lui aussi s'attarda, sans succès, aux
vieilles thérapeutiques suivies à son époque, celles d'Hippocrate et de Galien.

Le second ouvrage publié par Thevet a pour titre :
Les erreurs et || *abus ordinaires* || *commis au fait* || *de la*
Chirurgie || *Divisez en quatre livres* || *Par Etienne Thevet,*
Chirurgien de || *Monseigneur le prince de Conty* || *et Juré,*
A POITIERS. || A Poitiers || par Jean Blanchet, Imprimeur
ordinaire || du Roy et de l'Université || 1603.

Thevet y retrace les qualités que doit posséder un bon
chirurgien qu'il met en parallèle avec les charlatans de
cette profession. Il parle de ses confrère complaisants,
toujours disposés à soigner leurs semblables sans rien
connaître des maladies qui les frappent. Il s'élève surtout
contre les guérisseurs de tout genre, si communs à cette
époque.

L'auteur indique ensuite certaines croyances populaires
qui attribuent à diverses personnes, comme au septième
enfant mâle né d'une même mère, le pouvoir de guérir

---

(1) P. Rambaud, « Etienne Thevet, maître chirurgien à Poitiers »
(*Bull. Soc. Ant. Ouest*, t. I, 3ᵉ série, p. 382.)

des maladies. Il termine en démontrant l'inanité, au point
de vue médical, de quelques remèdes, comme les pierres
précieuses. En revanche, en vrai fils de l'Angoumois,
il parle fort longuement des multiples propriétés que
possède le vin. Il en connaît et en sait apprécier toute la
valeur, tant au point de vue des malades que des gens
qui ne le sont pas.

Au cours de son travail, Thevet nous cite nombre
d'auteurs anciens comme Hippocrate, Galien, Celse,
Mathéole, Dioscoride Aétius, Ovide, etc. Il parle aussi
des savants d'une époque plus rapprochée, tels que
Guy de Chauliac, Arnault de Villeneuve, Vigo, Ambroise
Paré et Joubert. Son érudition semble avoir été à la
hauteur de celle des médecins de son temps. Aussi, nous
donne-t-il souvent des aperçus fort judicieux sur diverses
parties de sa profession. Il est facile de se rendre compte
qu'il sut voir et comprendre ce qui se passait autour
de lui dans les milieux médicaux.

Le dernier chirurgien qui ait publié un ouvrage est
Brice Gay, le successeur de Thevet, comme lieutenant du
premier chirurgien du roi. Il traduisit un livre espagnol
publié, en 1585, par le médecin Jean Calvet. Cette
traduction, parue en 1614, fut dédiée à Pierre Milon, éc.,
sʳ de l'Arnay, qui avait été premier médecin du roi
Henri IV.

Le livre de Gay a pour titre :

*Epitome || des || Ulcères, || ou les Recherches || tant théo-
rique que pratique || sur icelles. || Composé par le docteur
Iean Calve || Medecin Espagnol. || Traduict d'Espagnol
en Français, || Par Brice Gay, Mᶜ chirurgien || Iuré* ᴀ
ᴘᴏɪᴄᴛɪᴇʀs.

A Poictiers. || Par René Bugeaut, imprimeur et li-
braire, || demeurant en l'Allée du Palais || 1614, in-8° de
8 f.f. lim. et 310 p.

Cet auteur nous fait connaître un certain nombre de
préparations pharmaceutiques dont les substances qui les
composent représentent, au point de vue allégorique,
différentes vertus. Ainsi, les feuilles de bourrache signi-
fient la gloire, celles d'ortie la mort, de même que celles
de rue, etc. C'est, en somme, un travail bizarre, sans
aucune portée scientifique ou professionnelle.

A ces noms, nous ajouterons ceux de Joseph Maury,
professeur d'obstétrique, d'Henry Le Chasseux, professeur
de chirurgie, de Gabriel Texereau, professeur d'anatomie
à l'Ecole royale de peinture, et de Dabon-Coupelle qui, en
1776 et 1782, mena dans les *Affiches du Poitou* une
intéressante campagne pour exhorter les mères de
famille à se charger elles-mêmes de l'allaitement de leurs
enfants.

En résumé, les chirurgiens de Poitiers comptèrent
parmi eux nombre de maîtres qui ne furent point
sans valeur. Quand arriva la suppression de leur communauté, en vertu des décrets du 2 mars 1791 et du
18 avril 1792, ils étaient depuis de nombreuses années
dans la voie du progrès, tant au point de vue moral qu'au
point de vue intellectuel.

LISTE

DES

CHIRURGIENS DE POITIERS

ALLAIN (Louis), est établi, en 1683, au Marché-Vieil. (*Greffe présidial.*)

ANDRÉ (Pierre), né au Dorat, s'établit à Poitiers vers 1558, marié à Catherine Rivière, dite veuve, en 1589. (*Reg. par. Saint-Didier.*)

ANDRÉ (Pierre), fils du précédent, marié à Suzanne Augris, fille de Jehan Lorfebvre, dont : 1o Pierre (1589). (*Reg. par. Notre-Dame-la-Petite.*)

AMAURY (Gilles), exerce, en 1523, paroisse Notre-Dame-la-Petite. (*Arch. Vienne*, G. 113.) Chirurgien de la peste, en 1547, et bourgeois de Poitiers en 1552. (*Reg. dél. mun.*, no 28, p. 269 ; *id.*, no 32, p 147.)

ANGELIER (Jacques), demeure, en 1477, au coin de la rue Saint-Savin. (*Bibl. Poit.*, cart. 53.)

ANGELIER (Julien), reçoit 20 sols 6 deniers pour soins à un blessé, en 1465. (*Reg. dél. mun.*, no 4, p. 331.)

ARNAULDET (Antoine), est lieutenant du premier chirurgien le 24 juin 1588. (*Min. Bourbeau, notaire.*)

ARNAULDET (François), marié à Marie Augris, dont : 1o Pierre (1605) ; 2o Jehan (1606) ; 3o Antoine (1609) ; 4o Suzanne (1610) ; 5o François (1614). Devenu veuf, il épouse Marie Brunet, dont : 6o Marie (1622) ; 7o Françoise (1623). Meurt rue Neuve, paroisse St-Didier, le 6 mai 1624. (*Reg. par. Saint-Porchaire et Saint-Didier.*)

ARNAULDET (Pierre), fils des précédents, passe contrat, le 13 janvier 1629, pour épouser Anne Rieu, fille de Jehan, marchand, et de Jeanne Jagotte. Epouse en secondes noces Marie Bonnet, dite veuve, en 1641. Soigne les pestiférés en 1631. (*Min. D. Chesneau et Marrot ; Reg. par. Sainte-Opportune.*)

16

ARNAULDET (René), est dit marié à Yolande Pouvrasseau, veuve en 1662. (*Arch. gref. civil du présidial.*)

AUDEBERT (Boniface), est parrain, le 1er décembre 1590. (*Reg. par. Saint-Porchaire*)

AUDARDT (Nicolas), cité, en 1671, dans un acte de procédure. (*Gref. civil du présidial.*)

AYRAULT (Michel-Pierre), marié à Cath. Rad. Hélie, dont : 1º Antoine (1737) ; 2º Louise Catherine (1738) ; 3º François-Michel (1739) ; 4º Jean-Antoine (1751) ; 5º Madeleine. Mort le 4 octobre 1755. (*Reg. par. Saint-Michel et Saint-Germain.*)

AYRAULT (Louis), marié à Jeanne Thiau, fait enterrer sa fille Marguerite, le 16 septembre 1785. (*Reg. par. Saint-Germain.*)

BABAULT (Hierosme), prend à ferme, le 6 juin 1686, une boutique place Royale. (*Min. Béguier.*)

BARATON (François), marié à Suzanne Gardon, dont : Pierre (1643). (*Reg. par. Sainte-Opportune.*)

BARATTE (Nicolas), marié à Madeleine Goussery, dont : 1º Marie (1659); 2º Jacques (1661). Demeure, en 1678, rue de l'Arceau. (*Reg. par. Saint-Hilaire-de-la Celle ; Min. Gaultier.*)

BARBARIN (Mathurin), soigne les pestiférés le 4 juin 1554. (*Reg. dél. mun.*, nº 328, p. 455.)

BARBIER (Jean), dit Deschamps, est en procès le 26 janvier 1526. (*Bibl. Poitiers*, cart. 47.)

BARBOTIN (Martin), assiste à une réunion à la mairie, le 8 novembre 1546. Habite, le 2 avril 1567, au faubourg Saint-Lazare (*Reg. dél. mun.*, nº 28, p. 50 ; *Reg. par. Saint-Jean-Baptiste.*)

BARILLET (Jehan), habite, en 1558 et 1559, paroisse Notre-Dame-la-Petite : est dit décédé, lors du baptême de son fils Jean, le 22 mars 1576. (*Bibl. Poit.*, cart. 54 ; *Reg. par. Saint-Porchaire.*)

BARRAULT (François), est parrain en 1607. (*Reg. par. Saint-Porchaire.*)

BARROT (Jean), est parrain le 4 juin 1624. (*Reg. par. Notre-Dame-la-Petite.*)

BARRÉ (Pierre), décédé avant 1612. (*Arch. Vienne*, G. 1240.)

BARRE (Guillaume de la) habite, en 1457, le bourg de Saint-Hilaire. (*Arch. Vienne*, G. 1021.)

BASTY (Etienne), marié à Anne Sorin le 8 août 1665, dont : 1º Etienne (1665) ; 2º Pierre (1677). Mort le 27 juillet 1687. (*Reg. par. Notre-Dame-la-Petite ; Min. Royer.*)

BAULMIER (François), marié à Marie Lecesne, morte un peu avant le 11 décembre 1631. (*Min. Pommeraye.*)

BAUNAY (Etienne), fils de Jean et de Pérette Delage, épouse, par contrat du 7 février 1621, Marguerite Baudry. (*Min. Royer.*)

BELLOIN (Simon), payait, en 1407, une rente à l'église de Notre-Dame-la-Petite. (*Arch. Vienne*, G. 1237.)

BELLON (Jean), marié à Marguerite Delacroix, dont : 1° Marguerite (1625) ; 2° Marie-Marguerite (1627). Est dite veuve, le 16 mai 1644. (*Reg. par. Saint-Jean* ; *Min. Gaultier.*)

BELLON (Jean), s^r de la Marconière, fils de Jean et de Marguerite Delacroix, marié à Antoinette Boursault, morte en 1648, puis à Marguerite Laumonier, fille de Laurent, huissier, en 1663. (*Min. Gaultier.*)

BELLON (Jean), marié, en 1644, à Suzanne Pépin, dont : 1° Suzanne (1646) ; 2° Marie (1647) ; 3° Andrée (1651) ; 4° Marguerite (1652) ; 5° Anne ; 6° Jean. Suzanne Pépin. Meurt en 1653. (*Reg. par Notre-Dame-la-Petite* ; *id. Saint-Savin* ; *id. Saint-Jean-Baptiste* ; *Min. Gaultier.*)

BERAULT (Pierre), teste, le 1er avril 1634, en faveur de sa fille Marie. (*Min. Chollet.*)

BERIAULT (Joseph), refuse sa cotisation à la dominicale, en 1556. (*Bibl. Poitiers*, cart. 53.)

BESSERON (Didier), assiste à une réunion le 8 novembre 1549. (*Reg. dél. mun.*, n° 28, p. 50.)

BERTAULT, exerce, en l'an V, rue des Trois-Pâturaux. Il fit partie de l'armée de Thouars, en 1793. (*Reg. dél. mun.*, an II et an V.)

BERTRAND (Jean) de Saint-Leau, cité dans un acte du 26 novembre 1532. (*Min. Chauveau.*)

BERTRAND DU CLOS, est dit, le 8 août 1696, marié à Catherine Delahaye. (*Min. Caillé.*)

BIGOT (François), marié à Françoise Amiot, dont : Michel (1705). (*Reg. Notre-Dame-la-Grande.*)

BIRONNET (Etienne), s^r des Forges, fils de Pierre, maître architecte, et de Simone Chassard. Marié à Jeanne Casteuble, et en secondes noces à Marie Bertault, dont : 1° Pierre (1677) ; 2° Joseph (1678) ; 3° Marie-Anne (1683). Bironnet meurt le 5 octobre 1680 et sa femme le 19 mars 1738. (*Reg. par. Saint-Michel-Saint-Hilaire-de-la-Celle* ; *Min. Royer.*)

BIRONNET (Etienne), s^r des Forges, marié, le 17 juillet 1682, à Marie Bertrand, dont : 1° Jacques-Joseph (1691) ; 2° Marie-Thérèse (1688) ; 3° Hilaire-Augustin (1693) ; 4° Radegonde-Simone (1694) ; 5° Jean (1699) ; 6° Radegonde (1700) ; 7° Jeanne-Marie (1702). (*Reg. par. Saint-Michel.*)

BITARD (Nicolas), marié à Allyenore Trassonneau, dite veuve, en 1589, est parrain le 18 novembre 1574 et le 2 août 1586. (*Reg. par. Saint-Didier* ; *Min. Herbaudeau.*)

BLANCHEFORT (Antoine), chirurgien de la peste, en 1584, habitait la maison du Poix, paroisse Saint-Michel. (*Bibl. Poitiers*, cart. 37 et 43.)

BODIN (Jean), s^r de la Bodinière, marié à Marie Fourchault, dont : 1° Jean (1646) ; 2° Anne (1669) ; 3° Anne (1670). Mort avant 1678. (*Reg. par. Saint-Etienne* ; *Min. Royer.*)

BONNET (Etienne, parrain le 11 novembre 1628. (*Reg. par. Notre-Dame-la-Petite.*)

BONNET (Pierre), marié à Marie Poudret, dont : 1º Jean 1690) ; 2º Sébastien (1691) : 3º Marie-Radegonde (1692). (*Reg. par. Saint-Porchaire*)

BONNIN (Jean), marié à Gabrielle Faulcon, dont : Jean (1693) (*Reg. par. Saint-Paul.*)

BONNIN (Jean), habite, en 1544, paroisse Saint-Germain. (*Bibl. Poitiers,* Reg. 49.)

BOIN (Barthélemy), marié à Anne Dory, dont : Jacques (*Reg. par. Notre-Dame-la-Petite.*)

BOISLEVE (Daniel), marié à Louise Fauveau, dont : 1º Louise (1607) ; 2º Geneviève (1610) ; 3º François (1618). (*Reg. par. Saint-Hilaire-de-la-Celle.*)

BOIZARD (Etienne), marié à Renée Thévin, dont : 1º Catherine (1643) ; 2º Georges (1646) ; 3º Marie (1649). (*Reg. par. Saint Germain*)

BOUCAULT (Jean), fils de Pierre et de Marie Delaleu de La Rochelle, marié, par contrat du 16 mars 1658, à Marie Audinet, qui, à sa mort, en 1673, laissait comme enfants : 1º Jacques ; 2º Pierre ; 3º Jean-Baptiste ; 4º Marie-Anne. (*Min. Marrot.*)

BOUCAULT (Jean), marié à Catherine Micheau, dont : 1º Marguerite (1693) : 2º Anne (1698) ; 3º Pierre-François (1702). Remarié, par contrat du 9 février 1706, à Renée Barbarin, dont : 4º Jean (*Reg. par. Saint-Michel ; Min. Le Corlier.*)

BOUCHET (Pierre), marié à Marguerite Demarnef, est en procès le 29 juin 1621. (*Min. Johanne*)

BOUD RT (Jehan), reçoit 20 sols, en 1465, pour soins à un blessé. (*Reg. dél. mun.,* nº 4, p. 331.)

BOUQUET, marié à Thoinette de Pont, fait baptiser sa fille Catherine le 21 mai 1669. (*Reg. par. Notre-Dame-la-Grande.*)

BOURCEAU (François), cité dans un procès en 1664. (*Gref. présid.*)

BOURDON-BEAUPUY (François), marié à Oportune-Françoise Guyard, en 1716, mort en 1724. (*Reg. dél. mun.,* nº 143 ; *Min. Hélion.*)

BOURY (Claude), marié, le 4 octobre 1632, à Louise Chicard, dont : 1º Jean (1636) ; 2º Jean (1637) ; 3º Nicolas (1639) ; 4º Marie (1640) ; 5º Brice (1641) ; 6º Philippe (1643) ; 7º Anne Marie (1646) ; 8º Gaspard (1648) ; 9º Suzanne (1650) ; 10º Gabrielle (1654). (*Reg. Saint-Hilaire-de-la-Celle.*)

BOURY (Nicolas), marié à Marie Dubreuil, dont : 1º Pierre (1669) ; 2º Nicolas (1673). (*Reg. par. Saint-Hilaire-de-la-Celle.*)

BOURY (Jean), marié, le 19 janvier 1671, à Gabrielle Faulcon, fille de feu René et d'Anne Urbin, dont : Marie. Boury est dit mort le 11 juillet 1714. (*Reg. par. Saint-Porchaire ; Gref. du présidial.*)

BOURY (Charles-Barthélemy), marié à Anne Dory, dont : 1º Jean-

Hilaire (1713) ; 2º François (1714) : 3º Charles-Pierre (1715). Devenu veuf et remarié à Anne Davy, dont : 4º Michel (1717) ; 5º Marie-Anne-Radegonde (1719) ; 6º Marie-Anne (1721) ; 7º Jean Silvestre (1722). (*Reg. par. Saint-Paul*)

Boury (Jean-Hilaire), marié à Renée Chatry, dont : Marie-Anne (1750). Mort le 18 janvier 1767, âgé de 53 ans, et sa femme, le 9 janvier 1768, à 45 ans (*Reg. par. Saint-Michel.*)

Bourleau (Charles), dont l'inventaire a lieu après son décès, le 4 septembre 1684. (*Gref. présidial.*)

Brault (Nicolas), mort le 26 octobre 1587. (*Reg. par. Sainte-Opportune.*)

Bricault (Jean), marié à Nicolle Emery, dont : Charlotte (1632). (*Reg. par. Notre-Dame-la-Petite*)

Breuzard (Martin), marié à Françoise de la Noue, dont : 1º Hilaire (1679) ; 2º Jean (1688) (*Reg. par. Saint-Didier.*)

Bruneau (Pierre), reçu en 1736, Marié à Florence Marsault, dont : 1º Pierre-René (1734) ; 2º Charles-Marie (1735) ; 3º Jeanne-Marie-Madeleine (1738) ; 4º Thérèse (1739). (*Reg. Saint-Hilaire-le-Grand.*)

Brunion assiste à une assemblée à la mairie, le 22 novembre 1756. (*Reg. dél. mun.*, nº 172.)

Buor (Hilaire), chirurgien de la peste, en 1521. (*Reg. dél. mun.*, nº 17, p. 342.)

Cailler (Joseph), marié d'abord à Jeanne Douxami, en 1734, puis à Antoinette Vau, dont : 1º Marie-Antoinette (1740) ; 2º Marie-Julie (1743) ; 3º Joseph (1761). Antoinette Vau meurt le 25 septembre 1761, et Cailler le 15 septembre 1763. (*Reg. par. Saint-Didier* ; *Min. Darbez.*)

Carin des Couteaux assiste à une réunion, le 22 novembre 1756 (*Reg. dél. mun.*, nº 172.

Caron (Nicolas), né à Pont-Audemer, fils de Nicolas et de Catherine Verruyer, épouse, par contrat du 29 mai 1630, Catherine Cochet, dont : 1º Nicolas (1631) ; 2º Marguerite (1633) ; 3º Marie (1634) ; 4º Guillaume (1635) ; 5º Catherine (1636) ; 6º Etienne (1639) ; 7º Anne (1642) ; 8º Nicolle (1643) ; 9º Nicolas (1645). (*Min. Johanne* ; *Reg. par. Notre-Dame-la-Petite.*)

Caron (Etienne), sᵣ du Frêne, marié à Florence Levrault, dont : 1º Anne-Catherine (1666) ; Jean (1668) ; 3º Etienne (1669) ; 4º Marie-Anne (1671) ; 5º Jeanne (1672). Après la mort de sa femme, il épouse Marguerite Bureau, morte en 1724. Il meurt le 25 mai 1732. (*Reg. par. Saint-Didier.*)

Chabot (Jacques), sᵣ des Fontaines, marié par contrat du 19 janvier 1644, à Marie Fourchault. (*Gref. présidial.*)

Chambellan (Bonaventure-Gabriel), marié à Radegonde-Marguerite Meneau, dont : 1º Marie (1692) ; 2º Marguerite-Radegonde (1702) ; 3º Madeleine (1703). *Reg. par. Saint-Hilaire-de-la-Celle.*)

CHARAUDEAU, est agrégé en 1789. (*Alm. du Poitou.*)

CHARRIER (Jacques), nommé, le 22 janvier 1725, chirurgien du prince de Conti. (*Reg. dél. mun.*, n° 143.)

CHARRIER (Pierre), habite, en 1477, à Montierneuf. (*Bibl. Poitiers*, carton 58.)

CHEMIRAULT, cité en 1454 et 1484. (*Arch. Vienne*, G. 1238, 1239.)

CHENAULT, cité dans un acte de 1484. (*Arch. Vienne*, G. 1239.)

CHESNEAU (Jean), marié à Esther Fillaud, dont Florence (1587). (*Reg. par. Notre-Dame-la-Petite.*)

CHESNEAU (Jean), marié à Madeleine André, morte avant le 23 juin 1656 (*Gref. présidial.*)

CHEVALIER (Jean), cité le 12 juillet 1443. (*Arch. Vienne*, G. 1119.)

CHEVET (Pierre), mort le 14 septembre 1782. (*Reg. par. Saint-Porchaire.*)

CHICARD (Jean), sr des Vignes, marié à Jeanne Freré, dont : Marguerite (1638). Mort avant 1664. (*Gref. présidial.*)

CHINÉ (Pierre), assiste à une assemblée le 6 juin 1764. (*Min. Darbez.*)

CHAVAGNÉ (Jean), marié à Anne Guilgault, dont : Isabeau, mariée, par contrat du 12 mai 1693, à Louis Vigier. (*Min. Cailler.*)

CIROTTEAU (Pierre-Joseph), fils de Georges, salpêtrier, et de Radegonde Chatry, marié, le 8 janvier 1782, à Marguerite Aupoix, dont : 1° Claude-Jacques (1783) ; 2° Jacques (1784) ; 3° Marie-Radegonde (1788) ; 4° Marie-Rosalie (1791). (*Reg. par. Saint-Pierre et Saint-Paul.*)

COCHET (Guillaume), marié à Marie Thibault, dont : 1° Catherine (1608) ; 2° Guillaume (1610) ; 3° Charles (1612) ; 4° Marguerite (1619) ; 5° Guillaume (1619) ; 6° Jacques (1620) ; 7° Adrien (1621) ; 8° Marie (1623, ; 9° Jeanne (1625). Remarié à Nicole Daviet, dont : 10° Simon (1635) ; 11° Gabriel (1638) ; 12° Marie (1639) ; 13° Elisabeth (1640). (*Reg. par. Saint-Didier.*)

COCHET (Georges), marié à Marie Jacquault, dont : 1° Georges (1644) ; 2° Catherine (1646) ; 3° Georges (1648) ; 4° Marguerite (1649) ; 5° Marie (1653). Mort le 7 novembre 1655. (*Reg. par. Saint-Didier.*)

COLLAS (Jean), marié à Guillemette Audinet, vend une maison, le 3 août 1578. Mort le 20 août 1580. (*Reg. par. Sainte-Opportune*)

COLLINET, cité en 1454. (*Arch. Vienne*, G. 1258.)

CONTANT (Pierre), marié à Catherine Grégoire, dite veuve en 1599. (*Arch. Vienne*, reg. 1294.)

CORNUAU (Paul), marié à Marie Videgrain, cité le 12 octobre 1565. (*Min. Bourbeau.*)

CORNUAU (Méry), assiste à une réunion le 8 novembre 1546. (*Reg. dél. mun.*)

CORNUAU (Jean), cité en 1540. (*Bibl. Poitiers*, cart. 10.)

CORRADE (Pierre), fils de François, procureur à Angles. Marié, le 31 janvier 1655 à Jeanne Cothereau, dont : 1° François (1656) : 2° Bonaventure (1657) ; 3° René (1667). (*Reg. par. Notre-Dame-la-Grande et Saint-Germain.*)

COTTET (Nicolas), sʳ du Taillis, marié à Catherine Laumonier, dout : 1° Jacques (1674) ; 2° Thérèse (1685) ; 3° François (1686) ; 4° Marie-Anne (1687) ; 5° Marie-Jeanne (1689) ; 6° Anne (1691). (*Reg. par. Saint-Cybard.*)

COTTET (Jacques), épouse, par contrat du 27 décembre 1699, Louise Thubert. (*Min Monnereau.*)

COTHEREAU (François), fils de Jean, marié à Catherine Marchand, dont : 1° Marie (1628) ; 2° Pierre (1630). (*Reg. par. Notre-Dame-la-Petite*)

COTHEREAU (Pierre), marié, par contrat du 19 décembre 1664, à Françoise Dargenton, dont : 1° Marie (1669) ; 2° François (1671) ; 3° Marie (1672) ; 4° René (1674) : 5° Catherine (1676). (*Reg. par. Saint-Porchaire.*)

COULDRET (Antoine), marié à Marguerite Lechelle, dite veuve, le 8 septembre 1607. (*Min. Millet.*)

COULAUD (Jean), cité dans un acte du 10 janvier 1694. (*Min. Royer.*)

DABON-COUPELLE (Louis), fils de Louis et de Radegonde Lecerf, de Maillé, épouse, le 13 avril 1766, Madeleine Dupas. Mort le 24 mai 1785, après avoir perdu un enfant, en 1767. (*Reg par. Saint-Paul et Résurrection.*)

DARDIN (Mathurin), marié à Clémence Guérin, dont : Mathurin (1598). (*Reg. par. Saint-Didier.*)

DARDIN (Mathurin), épouse, le 5 juillet 1627, Louise Boisleve. (*Reg. par. Saint-Hilaire-de-la-Celle.*)

DARDIN (René), prend un apprenti le 16 décembre 1644. (*Min. Martin.*)

DARDIN (Mathurin), marié à Marie Thubert, dont : Antoine (1675). (*Reg. par. Saint-Paul.*)

DARDIN (Charles), parrain en 1608. Meurt le 26 octobre 1625. (*Reg. par. Sainte-Opportune.*)

DARRIER (Pierre), demeure, en 1643, au carrefour de l'étang de Montierneuf. (*Bibl Poitiers*, cart. 38.)

DAUDEBON (Guillaume), marié à Jeanne Brune, cité en 1502. (*Arch. Vienne*, G. 1760.)

DAVID (Charles), reçu maître le 23 août 1733. Mort le 7 avril 1744. (*Min. Bourbeau ; Reg. par. Chandelier.*)

DECRESSAC (Antoine), fils de Mathieu, maître chirurgien, et de Perette Delongueil, de Magnac-Laval, épouse, le 21 janvier 1663, Marguerite Coquepy. (*Reg. par. Saint-Porchaire.*)

DEGENNES (Antoine), reçu maître en 1642. (*Min. Pommeray.*)

DEGENNES (Guillaume), chirurgien et opérateur, est dit marié à Françoise Verlier dans un acte du 10 août 1616. (*Min. Douadie.*)

DEGENNES (François), marié à Jeanne Letard, dont : 1° Marie (1681) ; 2° Catherine (1685) ; 3° Jeanne (1686) ; 4° Marie-Marthe (1690) ; 5° Louis

(1692) ; 6º Jean (1693) ; 7º Catherine (1694) ; Catherine (1695) ; 8º Marie-Thérèse (1697). Degennes meurt le 10 juillet 1710. (Reg. par. Saint Paul.)

Degennes (Antoine), fils d'Antoine, marié à Marie Gaultier, fille de Laurent, archer, dont : 1º Marie (1746) ; 2º François (1748) ; 3º François (1751) ; 4º Antoine (1751) ; 5º François (1753) ; 6º Anne (1758) ; 7º Louise (1760) ; 8º Pierre (1762) ; 9º François (1764) ; 10º Marthe (1766) ; 11º Marie-Renée (1768) ; 12º Jeanne (1769) : 13º Marguerite (1771). (Reg. par. Saint-Paul.)

Degennes (René), marié à Radegonde Seguin, dont : René-Nicolas (1711). (Reg. par. Saint-Paul)

Degennes (Jacques-Auguste), possède, le 6 mai 1781, une maison, rue du Ménage. (Min. Duchastenier.)

Delaunay (Etienne), marié à Marguerite Baudry, le 4 octobre 1689. (Reg. par. Saint-Etienne.)

Delaunay (Joseph), marié à Marie Couvertier, est cité dans un acte du 3 avril 1736. (Min. Darbez.)

Delavault (Joseph), marié à Catherine Dubois, dont : 1º François (1673) ; 2º Jean (1675). Remarié à Françoise Barbet, dont : 3º Jeanne (1678) ; 4º Pierre (1682) ; 5º Louise (1683). (Reg. par. Saint-Hilaire-le-Grand et Saint Germain.)

Delavault (Pierre), marié à Françoise Barbot, dont : Jeanne (1704). (Reg. par. Saint-Germain.)

Delavault, marié à X Rodier, dont : Pierre-Joseph (1723). (Reg. par. Saint Germain.)

Delavault (Claude), reçu maître le 23 août 1733. (Min. Bourbeau.)

Delombrette (Léonard), marié à Marie Delaporte, dont : Léonard (1695). (Reg par. Saint-Didier.)

Delongueil (Martin), épouse : 1º Louise Monnier ; 2º Marguerite Jousselain ; 3º Marguerite Girault. Des deux premiers mariages naquirent : 1º Pierre (1588) ; 2º Martin (1591) ; 3º Jehan (1593) ; 4º Nicolas (1595) ; 5º Anne (1597) ; 6º Loyse (1598) ; 7º Loyse (1606) ; 8º Jehanne (1611) ; 9º François (1613). (Reg. par. Notre-Dame-la Petite.)

Delye (Etienne), marié à Annette Reyne, fille de Louis Roy, dite veuve, le 20 novembre 1532. Remarié le 28 mai 1535, dont : 1º Charlotte ; 2º Etienne ; 3º Paul ; 4º Leger ; 5º Jeanne ; 6º Françoise. Ils partagent sa succession en 1542. (Min. Chauveau.)

Demaucourt (Gabriel-Louis), assiste à des réunions en 1733 et 1735. (Min. Bardon.)

Demayré (Pierre), né le 24 mai 1578, fils de François, maître apothicaire. Reçu à la maîtrise en 1595. Marié à Marguerite Théveneau, dont : Pierre. Remarié à Renée Biguereau, est dit mort dans un acte de 1632. (Reg. par. Saint-Didier, Min. Johanne).

Demay (André), cité le 24 juin 1663. (Min. Royer.)

DEMONTS, cité en 1483. (*Arch. Vienne*, G. 1239.)

DEPARDIEU (Etienne), marié à Marie Coquepie, teste en sa faveur, le 4 décembre 1699. (*Min. Monnereau.*)

DESPLANCHES (Philippe, achète un champ, le 10 mars 1573.) (*Min. Pigneteau.*)

DERAZAY (Louis), fils de Jean, marchand, et de Marguerite Robert du Vigean, épouse, en 1674, Marie Foucault, dont Jean, apprenti bonnetier en 1696 (*Min. Bourbeau, et Barret.*)

DESCOUTAULX (Pierre), mariée à Jeanne Joubert, dont : 1º Pierre-Paul (1732) ; 2º Marie-Catherine (1735). Mort, le 20 juillet 1785, âgé de 87 ans. (*Reg. par. Saint-Etienne.*)

DESLOGES (Jacques), fait baptiser son fils, Jean, le 23 mai 1557. (*Reg. par. Saint-Jean-Baptiste.*)

DERNEAU (Pierre), marié à Anne Fourneuf, cité dans un acte du 4 août 1669. (*Min. Bourbeau.*)

DOUBLEAU (Fulgent), marié à Françoise Delavault, fille de Pierre, maître chirurgien, passe un acte le 18 mars 1728. (*Min. Hélion.*)

DOUILLARD (Jacques), réclame ses honoraires le 1er février 1654. (*Gref. présidial.*)

DOUINEAU (Marc), cité en 1544. (*Bibl. Poitiers*, reg. 49.)

DOUHART (Amory), habite place Notre-Dame la-Grande en 1469. (*Arch. Vienne*, G. 1105.)

DOUXAMI (Antoine-Urbin), marié à Sophie Dubeugnon, dont : Brigitte-Sophie (1790). (*Reg. par Saint-Germain*)

DOUXAMY (Jean), marié à Renée Lizabois, dont : Catherine (1679). (*Reg. par. Saint-Etienne.*)

DUBOIS (Pierre), marié à Marguerite Renard, dont Jeanne (1588). *Reg. par. Sainte-Opportune.*)

DUBOIS (Julien), soigne les pestiférés le 25 juillet 1589. (*Bibl. Poitiers*, cart. 55.)

DUBOIS (Jacques), frère de Julien. (*Id.*)

DUBOURG (François), est dit marié à Jeanne-Modeste Belloteau, dans un procès du 3 janvier 1783. (*Gref. présidial.*)

DUBREUIL (Jehan), cité dans un acte du 5 février 1633. (*Min. J. hanne.*)

DUC (Denis), est dit mort, avant janvier 1576. (*Reg. par. Saint-Porchaire.*)

DUFOUR (Etienne), marié, le 30 juillet 1659, à Marie Caron, dont : 1º Nicolas 1661) ; 2º Etienne (1662). (*Reg. par. Saint Didier.*)

DUFOUR (Jean), sr du Taillis, marié à Jeanne Cottet, dont : 1º Anne (1701) ; 2º Marie-Jeanne (1701) ; 3º Jean-Louis (1708) ; 4º Jeanne (1709) ; 5º Anne (1710) ; 6º Jean-Luc (1711) ; 7º Andrée (1712) ; 8º Marie (1713). Jeanne Cottet meurt le 17 août 1713. Dufour se remarie à Jeanne Joussaint, dont : 9º Marie (1714) ; 10º Pierre (1715). Dufour meurt le 23 juin 1715. (*Reg. par. Saint-Cybard.*)

DUBREUIL (Fortuné), marié à Marie Gendreau, cité dans un acte du 31 décembre 1612. (*Gref. Présidial.*)

DUGUÉ (Raphael), marié à Judith (Fayard, qui est dit veuve, le 6 septembre 1638. (*Gref. présidial.*)

DUMAS (Michel), demeure, le 18 avril 1682, dans la paroisse de la Chandelière. (*Min. Chollet.*)

DUMONT (François-Antoine), marié à Marie Poudret, veuve de Pierre Bonnet, chirurgien, dont : 2º François (1701) ; 2" Raymond (1702). (*Reg. Saint-Porchaire.*)

DUMONT (Félix), marié à Marie-Anne Renault, dont : 1º Félix (1743) ; 2º *Victoire* (1744) (*Reg. par. Saint-Porchaire.*)

DUMONT (Yves), est nommé *curateur*, le 26 février 1762. (*Min. Duchastenier.*)

DEMONTIER (Symon), cité, en 1505. Est dit mort avant 1510. (*Arch. Vienne*, G. 1021.)

DUPUY (Achilley), cité en 1500. (*Arch. Vienne*, G. 1224.)

DUPUYS (Julien), cité en 1483. (*Arch. Vienne*, G. 1239.)

DURY, habite, en 1469, place Notre-Dame-la-Grande. (*Arch. Vienne.* G. 1105.)

ESTRETZ (Jehan), parrain, le 16 octobre 1546. (*Reg. par. Saint-Jean-Baptiste.*)

FAIX (Guillaume), prend une chambre à ferme, le 1ᵉʳ février 1658. (*Min. Céguier.*)

FAULCON (Jean), mort le 6 juillet 1679. (*Reg. par. Sainte-Radegonde.*)

FAULCON (Jean), marié à Renée Guichard, dont : 1º Michelle (1669) ; 2º Jacques (1670) ; 3º Christophle (1674) ; 4º Radegonde (1679). Jeanne Guichard meurt le 27 janvier 1683 et son mari le 25 janvier 1694. (*Reg. par. Saint-Porchaire.*)

FAULCON (Jacques), marié à Marie Lhorteau, dont : Jacques (1699). (*Reg. par. Saint-Savin.*)

FAVREAU (François) est parrain en 1599. (*Reg. par. Saint-Jean-Baptiste.*)

FERRAND (François), chirurgien des pauvres en 1596, habite en 1606 près des Balances-d'Or. (*Reg. par. Notre-Dame-la-Petite* ; *Min. Millet.*)

FLORAT (Henri), cité dans un acte du 11 janvier 1676. (*Min. Rullier.*)

FOUGEROUX (René), marié à Perrine Lhermitte, dont : 1º René (1727) ; 2º Joseph (1729). (*Reg. par. Saint-Michel.*)

FOURRÉ (Julien), marié à Marie Bodin, dont : Julien (1593). (*Reg. par. Saint-Hilaire.*)

FROMENTAULT (Louis), cité dans un acte du 16 novembre 1684. (*Min. G. Marrot.*)

GAILLARDON, reçoit un demi-écu pour soins à un blessé, le 17 août 1465. (*Reg. dél mun.*, nº 4, p. 321.)

GAILLARD (Jacques), fils d'Etienne, notaire à Vivonne, et d'Anne Oudin, marié, le 30 août 1742, à Marie-Josephe de Maubois fille de Chierles, ec., et de Claire de Benoist, de Bergue en Suisse. (*Reg. par. Saint-Didier.*)

GALLERON (Julien), marié à Marie Coudrot, dont : Loyse (1606). (*Reg. par. Notre-Dame-la-Petite.*)

GARNIER (Antoine), dit le Gendarme, soigne les pestiférés en 1516 (*Reg. dél. mun.*, nº 15, p. 247.)

GARSONNET (Henri), assiste à une réunion le 15 mars 1585. (*Min. Guyonneau.*)

GAULTIER (Joseph), parrain en 1593. (*Reg. par. Saint-Porchaire.*)

GAUTIER (Jacques), cité dans un acte du 10 mars 1607. (*Min. Chauvet.*)

GAUTIER (François), chirurg. de l'évêque de Poitiers, est parrain le 17 août 1660. (*Reg. par. Notre-Dame-la-Petite.*)

GAY (Jean), reçu maître en juin 1582. (*Arch. Vienne, D. 11.*)

GAY (Brice), fils du précédent et de Léonore Massard, épouse, par contrat du 29 mai 1609, Marie Verlier, fille de Louis hôte du Petit more et de Jehanne Girard. Marie Verlier est dite veuve dans un acte de 1656. (*Min. Joanne et Maxias.*)

GIRARD (Jean), prend une boutique en location, le 19 mars 1621. (*Min. Royer.*)

GIRARD (Josué), paraît dans un acte du 26 décembre 1672. (*Min. Cailler.*)

GODARD (Michel), fils de Simon, marié à Marie Thibault qui, le 28 avril 1607, est dite veuve. (*Min. Duchastenier.*)

GOUBILLER (Guillaume), soigne les pauvres en 1557. (*Bibl. Poitiers, cart. 53.*)

GRANDVILLE (Jehan), marié à Marie Gaillard, dont : Antoine (1590). Mort en 1601. (*Reg. par. Saint-Porchaire*)

GRIVET (Antoine), marchand et maître chirurgien, marié à Marguerite Poupeau. Cité dans un acte du 20 août 1683. (*Min. Peronnet.*)

GRIVET (Hyacinthe), reçu maître en 1761, mort le 2 mars 1872. (*Reg. par. Saint-Porchaire.*)

GRUAULT (François), habite, en 1483, paroisse Saint-Didier. (*Arch. Vienne. G. 1239.*)

GROJARD (Martin), né à Châtellerault, marié le 27 août 1696 à Marie Humeau, dont : Louis, habitait en 1696, l'ancienne maison des Girouard, sculpteurs, près des Halles. (*Reg. par. Saint-Porchaire. Min. Rullier.*)

GUIGNARD (François), marié à Marthe Forest, qui, devenue veuve, se remarie le 19 novembre 1733. (*Reg. par. Saint-Hilaire-de la Celle.*)

GUIGNARD (Jean), cité dans un acte du 31 mars 1721. (*Min. Duchastenier.*)

GUILARNEAU (Jean), cité en 1407. (*Arch. Vienne, G. 1237.*)

GUILBAUD (Jacques), marié à Anne Laurendeau, dont : 1° Jacques (1706) ; 2° Marie-Marguerite (1707) ; 3° Marie-Anne (1709) ; 4° Jacques-Marie (1710). (*Reg. par. Saint-Hilaire-de-la-Celle*)

GUILHAUD (Jacques), parrain le 31 décembre 1618. (*Reg. par. Saint-Porchaire.*)

GUILLAUME, le barbier. cité en 1454. (*Arch. Vienne* G. 1238.)

GUIONNEAU (Jean François), exerce en 1774. (*Almanach pr. du Poitou.*)

GUITARD (Charles), marié à Jeanne Motheau, dont : Jeanne (1704), Louis (1708). Guitard meurt le 1er mars 1743 et sa femme le 14 juillet 1757, âgée de 80 ans. (*Reg. par. Saint-Etienne et Saint-Cybard.*)

GUERRY (Julien), marié à Marie Coudret, dite veuve dans un acte du 23 juin 1652. (*Min. Denesde.*)

GUERRY (Gilles), marié à Françoise Ayton, dont Louise (1567). (*Reg. par. Saint-Germain.*)

GUYONNEAU (François), parrain le 11 février 1712. (*Reg. par. Saint-Germain.*)

HÉRAULT (Pierre-Michel), marié à Catherine Hélie, dont : 1° François (1740) ; 2° Pierre (1741) ; 3° Radegonde (1742) ; 4° Louis (1746) ; Marie-Gabrielle (1747) ; 6° Madeleine (1748) ; 7° Marie-Françoise (1750). (*Reg. par. Saint-Germain.*)

HERPIN (Pierre), marié à Agathe Jau, dont : Thérèse (1704). (*Reg. par. Saint-Cybard.*)

HERPIN (Jacques), marié à Marie Allaire, dont : 1° René (1656) ; 2° Marguerite (1658) ; 3° Jacques (1659) ; 4° Pierre (1661) ; 5° Marie Catherine (1664). (*Reg. par. Saint-Didier.*)

HERVÉ (Mathurin), marié à Elisabeth Cochet, dont : 1° Marie-Anne (1664) ; 2° François (1666) ; 3° Marguerite (1667) ; 4° Etienne (1669) ; 5° Elisabeth (1675) ; 6° Mathurin (1673). (*Reg. par. Saint-Didier.*)

HILLUON, parrain en 1594. (*Reg. par. Saint-Porchaire.*)

HUGUET (Micheau), marié à Marie Doyreau, cité le 27 juin 1491. (*Arch. Vienne,* G. 90 et 91.)

JACQUART (Jean), reçu maître, en 1649, fils d'Antoine, arpenteur, et de Marie Joubert. Mort en 1664, laissant plusieurs enfants. (*Min. Johanne.*)

JACQUAULT (Jean), est parrain le 25 avril 1663. (*Reg. par. Saint-Didier.*)

JACQUES est barbier de l'Hôtel-Dieu, de 1587 à 1595. (*Bibl. Poitiers,* cart. 54.)

JAMET habitait, en 1477, près de l'étang de Montierneuf. (*Bibl. Poitiers,* cart. 53.)

JAMET (Nicolas), fait baptiser, le 8 avril 1688, François, fils illégitime de lui et de Nicole Malteste. (*Reg. par. Notre-Dame-la-Petite.*)

JARRY (Etienne), marié à Radegonde Dardin, dont : 1° René (1587) ;

2º René (1588) ; 3º Charlotte (1589) ; 4º Radegonde (1591) ; 5º Jehanne (1592) ; 6º Thénette (1594) ; 7º Marie (1597) ; 8º Etienne (1597) ; 9º Louise (1601) ; 10º Pierre (1602) ; 11º Jean-Claude (1606) ; 12º Charles (1608) : Mort avant 1608. (*Reg. par. Saint Didier.*)

JEHAN DE VIENNE, habite, en 1367, la rue de l'Aiguillerie. (*Arch. Vienne* G., 1110 et 1238.)

JENSON (Julien), marié à Marie Coudret, dont : Philibert (1605). (*Reg. par. Saint-Jean-Baptiste.*)

JOLLY (Isaac), marié, le 26 octobre 1643, à Louise Besnard, puis à Louise Desnault, dont : 1º Brice (1646). Remarié à Jeanne Cochet, dont : 3º Jacques (1673). (*Reg. par. Saint-Porchaire et Saint-Didier.*)

JOLLY (Jacques), marié à Marie Cochet, dont Marie (1671). Mort le 23 décembre 1681. (*Reg. par. Saint-Didier*)

JUGIN (Jehan), marié à Marguerite Fouquet, dite veuve, le 3 septembre 1588. (*Min. Chesneau.*)

LABRI (Pierre), marié à Loyse Pelletier, dite veuve, le 22 août 1582. (*Min. Bourbeau.*)

LALANNE (Louis de), est doyen en 1733. (*Min. Bardou.*)

LALUD (Pierre), parrain le 3 octobre 1580. (*Reg. par. Notre-Dame-la-Petite.*)

LAMY (Jean), marié à Renée Loisillon, dont : 1º Jean (1678) ; 2º Catherine (1682) ; 3º Marguerite (1683) ; 4º Marie-Jeanne (1685) ; 5º Marguerite (1686) ; 6º Suzanne (1688) ; 7º Marguerite (1689) ; 8º François (1691) ; 9º Madeleine (1693) ; 10º Perrine (1694) : 11º Alexis (1695) ; 12º Marguerite-Renée (1696) ; 13º Marie Andrée (1697) ; 14º Renée (1698) ; 15º François-René (1700) ; 16º Marie (1701) ; 17º François (1702). — Jean Lamy meurt le 6 juillet 1704. (*Reg. par. Saint-Etienne.*)

LANSON, marié à Marie Cudriel, dite veuve, le 24 avril 1626. (*Reg. par. Saint-Paul.*)

LATTIER (Jean), marié à Françoise Robin, dont : Suzanne (1711). (*Reg. par. Saint-Porchaire.*)

LAUDE, habite, en 1705, la maison du *Cherbon blanc.* (*Arch. Vienne,* G. 93.)

LAUDIBERT (Boniface), est parrain le 17 juillet 1590. (*Reg. par. Saint-Jean-Baptiste.*)

LAURENDEAU (René), marié, le 8 janvier 1626, à Jeanne Savary, puis à Marie Vincent, dont : 1º Madeleine ; 2º Charles ; 3º Marthe. Cité le 7 janvier 1650. (*Reg. par. Saint-Porchaire. Min. Johanne.*)

LAURENTIN (René), est, le 12 juin 1636, fermier de l'abbaye de Saint-Benoît (*Min. Bourbeau*). Marié à Jeanne Savary, dont : 1º Charles (1627) 2º René (1629) ; 3º Marthe (1631). (*Reg. par. Saint-Porchaire.*)

LECHASSEUX (Jacques-Henri), marié à Jeanne Marguerite Marchand, dont : 1º Marguerite (1762) ; 2º Madeleine (1771) ; 3º Jeanne Marguerite

(1772) ; 4⁰ Rose-Adélaïde ; 5⁰ Radegonde. Lechasseux meurt le 4 mai 1790, âgé de 58 ans. (*Reg. par. Montierneuf*)

LEFEBVRE (Pierre), marié à Marie Faverolles, dont : Pierre (1709). (*Reg. par. Saint-Porchaire.*)

LEGAY (Jean), reçu le 26 juillet 1682. (*Min. Bourbeau.*)

LEGAY (Jean), marié, le 9 septembre 1656, à Renée Busserault. (*Reg. par. Saint-Etienne.*)

LELET (Philibert), est dit, le 4 septembre 1545, fermier de Celle-Le-vescault. (*Min. Chauveau.*)

LEMIT (Jean Baptiste), fils de René, entrepreneur, et d'Anne Hébert, marié, le 15 juillet 1788, à Jeanne Orillard, dont : Pierre (1789). (*Reg. par. Saint-Porchaire.*)

LEPAGE (Simon), demeure, en 1516, au carrefour Saint-Michel. (*Arch. Vienne, G. 1126.*)

LEPAGE (Paul), cité en 1539 et 1543. (*Arch. Vienne, G. 1273-1286.*)

LEPAGE (Paul), habite en 1616, paroisse Saint-Savin. (*Arch. Vienne, C. 1240.*)

LESAGE (Paul), cité le 6 novembre 1540. (*Reg. dél. mun., n⁰ 28, p 5.*)

LEVREAU (François), marié à Marie Masson, dont : François. (1607.) (*Reg. par. Saint-Porchaire*)

LICIEUX (Jean-François), fils de Jean et de Marie Verdun, reçu maître le 20 janvier 1769. Marié, par contrat du 29 avril 1771, à Radegonde Mignot (*Min. Duchastenier.*)

LIMOUSINEAU (Louis), marié à Elisabeth Poulain, fille de François, dont : Marie-Triaise (1786). (*Reg. par. Saint-Hilaire-le-Grand.*)

LOGES (Jacques des), cité le 4 juin 1555. (*Reg. dél. Mun. n⁰ 32, p. 455.*)

LOMBETTE (Léonard), reçu maître, en 1677, marié d'abord à Jeanne Arnaudet, citée en 1692, puis à Marie Delaporte, en 1695, dont : 1⁰ François ; 2⁰ Jeanne ; 3⁰ Mathieu. Lombette meurt en 1708. (*Min. Vezien, et Duchastenier.*)

LORIN (François), marié à Marie Cochon, dont : Marie. Est dit décédé avant le 10 avril 1670. (*Min. Gaultier.*)

LOUVET-DUCLOS (Jean), marié à Marie Mesnard ; est dit veuf le 17 février 1767. (*Min. J. Darbez.*)

LUCAS DE LA LANDE (Nicolas), marié à Catherine Cottet, cité dans un acte du 4 février 1669. (*Min. Le Carlier.*)

LUCAS DE LA LANDE (René), marié à Louise-Anne Charier, dont : 1⁰ Catherine (1686) ; 2⁰ Gaspard (1687). Remarié à Marie Bussereau, dont : 3⁰ Marie-Thérèse (1691) ; 4⁰ Pierre René (1692) ; 5⁰ Denis (1695) ; 6⁰ Marie Marthe (1698) ; 7⁰ Pierre (1696) ; 8° Jeanne (1701). (*Reg. par. Saint-Michel.*)

LUCAS DE LA LANDE (René), marié à Françoise Denesde. Vend un champ, le 25 septembre 1730 (*Min. Bourbeau.*)

MACoR (Jean), cité le 7 juillet 1413. (Arch. Vienne. F.)

MARTIN DE LA BAUDOUINIÈRE (Charles), marié à Marguerite Boutet,
dont : 1º André (1715) ; 2º René (1718) ; 3º Charles (1721). Mort le 12
août 1763. (Reg. par. Saint-Porchaire)

MARTIN DE LA VOULARNIÈRE, exerça de 1784 jusqu'à 1787. (Alm. pro-
vincial du Poitou.)

MARTINEAU (Philippe), cité dans un acte du 23 septembre 1716. (Min.
G. Decressac.)

MARREAU (Louis), exerce, le 22 février 1605, au faubourg de Saint-Saturnin. (Min. Millet)

MARCHAND (Guillaume), demeure, le 11 juillet 1457, paroisse Saint-Sor-
nin. (Arch. Vienne, G. 103.)

MARCHAND (Guillaume), cité dans un procès, en 1669 et 1673. (Gref.
présidial.)

MARNEAU (Laurent), marié à Françoise Dandeau, décédée avant le 4 septembre 1608. (Min. Thesneau.)

MARREAU (Laurent), parrain, le 10 avril 1555. (Reg. par. Sainte-Opportune.)

MARTINEAU (Philippe), cité dans un acte de 1716. (Min. Guil. Decressac, notaire.)

MAURAT (Joseph), marié à Anne Debord. Mort le 16 septembre 1762,
âgé de 91 ans. (Reg. par. Saint-Didier.)

MAURAT (Joseph), assiste à une réunion, le 15 septembre 1703. (Min. G.
Decressac.)

MAURAT (Pierre), marié, le 4 juin 1718, à Madeleine-Michelle Vangine,
dont : 1º Joseph (1750) ; 2º Marie-Madeleine (1752) ; 3º Marie-Anne
(1755) ; Radegonde-Madeleine (1757) ; 5º Pierre-Joseph (1758). (Reg.
par. Saint-Didier.)

MAURY (Joseph), reçu maître le 14 septembre 1761. Marié à Marie-
Madeleine Meunier, dont : 1º Marie-Modeste (1762) ; 2º Jean (1763) ;
3º François (1766) ; 4º Radegonde (1770) ; 5º André (1771) ; 6º Marie-
Modeste (1772) ; 7º Pierre-Antoine (1773) ; 8º Elisabeth Marie (1777).
(Reg. par. Saint-Didier.)

MAUGUIBERT, cité en 1601. (Bibl. Poitiers, cart. 50.)

MAUVAL achète, en 1735, le logis de feu Maurat. (Arch. Vienne, G.
85.)

MELUN (Jean), mort avant le 4 octobre 1667. (Min. Duchastenier)

MENARD (Jacques), veuf de Jehanne Courin, marie son fils Michel le
6 juin 1666. (Reg. par. Notre-Dame-la-Petite.)

MENARD (David), marié à Catherine Dupuy, est cité le 17 mars 1693.
(Min. Rullier.)

MESNAGE (Isaac), marié à Françoise Dupuy, est dit décédé avant le 12
juillet 1691. (Min. Dubois.)

MERCERON (Joseph), parrain le 14 décembre 1593. (*Reg. par. Saint-Cybard.*)

MÉRIAUDEAU DE GRANDVILLE (Benjamin), mort le 24 novembre 1691, laissant plusieurs filles. (*Reg. par. Notre-Dame-la-Petite.*)

MERVACHE (Jean), fils de Paulet et de Marguerite Robert, épouse par contrat du 13 avril 1693, Louise Plassais, fille de Joseph et de Catherine Jolly, dont : 1º Jean ; 2º Catherine-Marie, qui épousa Fr. Moutet, maître de danse. (*Min. Perronnet et Darbez.*)

MÉTAYER (Jamet), cité en 1407. (*Arch. Vienne*, G. 1237.)

MÉTOIS (Louis), marié à Marie Rivet, habite, le 23 mars 1764, paroisse Saint-Cybard. (*Arch. Vienne*, E. 257.)

MONDON (Antoine), cité en 1661. (*Gref. présidial.*)

MONNET (Jean), est décédé avant le 24 janvier 1674. (*Min. Duchastenier.*)

MICHAELIS, cité en 1215. (*Arch. Vienne*, G. 1104.)

MOREAU (André), cité en 1540. (*Bibl. Poitiers*, cart. 10.)

MORICHEAU-BEAUPRÉ (François), fils de François et de Louise Berjonneau. Marié, le 24 février 1667, à Marie Bourrie, fille de Jean, chirurgien, et de Renée Chatry. Mort sans enfants. (*Reg. par. Saint-Michel.*)

MORIN (René), mort avant le 25 mai 1743, en laissant : 1º Louise ; 2º René. (*Min. Duchastenier.*)

MORINEAU, est parrain en 1603. (*Reg. par. Saint-Porchaire.*)

MORIZOT (Jacques), marié à Marie Gardeau, dont : 1º Madeleine ; 2º Marie ; 3º autre Marie ; 4º Esther. Est en procès, le 15 septembre 1656, pour sa maison à l'enseigne du *Haume d'or*. (*Gref. présidial.*)

MOURIER (René), est dit, le 4 novembre 1636, époux de Louise Crugeon. (*Min. Pommeray.*)

MOTHEAU (René), marié à Anne Danson, dont : 1º Luc (1667) ; 2º René (1682). (*Reg. par. Notre-Dame-la-Petite.*)

MOTHEAU (René), épouse Catherine Bellier qui meurt le 29 juin 1723 et son mari le 1er août suivant. (*Reg. par. Saint-Etienne.*)

MOTHEAU (Jean-de-Dieu), marié à Marguerite Lucas, dont : Catherine (1716) Mort le 30 novembre 1724. (*Reg. par. Saint-Savin et Saint-Etienne.*)

MOURIER (Pierre), exerçait à Montbernage, le 13 octobre 1672. (*Min. Gaultier.*)

MOUTET (Charles), mort le 28 septembre 1713. (*Reg. par. Saint-Porchaire.*)

MOINE (Etienne), marié à Judith Baptreau, dont : Jehan (1616). (*Min. Herbaudeau.*)

MULLOT (Jacques), cité le 12 mai 1664. (*Gref. présidial.*)

NIVARD (Jean-Jacques), parrain le 23 mars 1709. (*Reg. par. Saint-Michel.*)

NORMANDEAU (Jehan), marié à Catherine Joussaulme, fille de Pierre et de Catherine Bobier. Est dite veuve le 5 octobre 1628. (*Min. Royer.*)

OSANNEAU (Pierre), cité à la dominicale en 1540. (*Bibl. Poitiers,* cart. 10.)

PACHOT (Nicolas), chirurgien de l'Hôtel-Dieu en 1578. (*Arch. Hôp.*)

PARREAU (Martial), chirurgien de la peste en 1626. (*Min. Martin.*)

PARTUS (Séverin), reçu maître le 6 novembre 1573. Marié à Jehanne Fraignaud, dont : 1° Marguerite (1566) ; 2° René (1577). (*Reg. par. Saint-Jean-Baptiste.*)

PASTRAULT (René), sr de la Fondinière, marié, par contrat du 5 janvier 1683, à Claude de Varennes, donne à ferme un moulin, le 14 avril 1683. Mort le 18 mars 1684. (*Min. Marrot, Reg. par. Saint-Germain.*)

PASQUIER (René), cité le 23 juin 1270. (*Arch. Vienne,* G. 1128.)

PAULIN, barbier, et Cyprienne, sa femme, cités en 1242. (*Arch. Vienne,* G. 1242.)

PARDIEU (Jean), habite, en 1712, rue de la Tranchée. (*Arch. Vienne,* H. 48.)

PELLEJAY (Méry), cité en 1540. (*Bibl. Poitiers,* cart. 10.)

PELLEJAY (Jehan), cité en 1540. (*Bibl. Poitiers,* cart. 10.)

PELLEJAY (Abraham), reçu maître le 3 janvier 1583. (*Arch. Vienne,* D. 11.)

PELLETIER (Méry), cité le 8 novembre 1546. (*Bibl. Poitiers* ; *Reg. dél. mun.,* 4° 28, p. 50.)

PELLETIER (Jehan), cité le 3 novembre 1546. *Id.*

PELLYON (François), dont Jehanne (1615). (*Reg. par. Saint-Didier.*)

PÉRONNEAU (François), fils de Michel et de Jeanne Gaudin, marié, par contrat du 5 octobre 1639, à Vincente Porcher. Remarié, le 6 septembre 1670, à Marie Dumoulin, dont : 1° Marie (1671) ; 2° Louise (1675) ; 3° Jacques (1676) ; 4° Jehanne (1678) ; 5° Marguerite (1678). Mort le 5 août 1685. (*Reg. par. Saint-Porchaire.*)

PICARD, cité à la dominicale en 1540. (*Bibl. Poitiers,* cart. 401.)

PICARD (Isaac), né à Jardres, épouse, le 30 novembre 1637, Andrée Moricet. (*Reg. par. Sainte-Opportune.*)

PIERRE, le barbier, habite, le 1er juillet 1373, paroisse Sainte-Opportune. (*Arch. Vienne,* G. 1128.)

PILLAULT (Mathurin), marié à Jeanne Mitault, dont : 1° Jean (1700) ; 2° Madeleine (1702) ; 3° Henry (1704) ; 4° Jean Mathieu (1706). (*Reg. par. Saint-Didier.*)

PILLORGET (François), marié, par contrat du 29 janvier 1659, à Sébastienne Garreau. Morte avant le 25 octobre 1670. Remarié, par contrat du 3 novembre 1670, à Anne Boisson. Du premier mariage naquit Suzanne (1660). (*Min. Royer, Reg. par. Saint-Cybard.*)

PINEAU (Pierre), marié, par contrat du 1er décembre 1651, à Antoinette

Savarion, dont : 1º Eustache ; 2º René ; 3º Marie (1659). Remarié à Anne Desruelles, dont : 4º Marie (1665). Mort avant 1670. (*Min. Royer, Reg. par. Saint-Didier.*)

PIORRY (Guillaume), fils de François et de Thérèse Letard, marié, par contrat du 30 janvier 1753, à Catherine Audinet, dont : 1º Pierre (1745) ; 2º Thérèse (1755) ; 3º Guillaume (1758) ; 4º Georges (1760) ; 5º Jeanne-Elisabeth (1764). Mort le 11 juin 1766. (*Reg. par. Saint-Cybard.*)

PIORRY (Georges), marié, le 10 mars 1785, à Anne Jolly, dont : François-Constant (1790). (*Reg. par. Saint-Didier.*)

PLASSAIS (Joseph), marié à Catherine Jolly, dont : 1º Isaac (1665) ; 2º Joseph (1668) ; 3º Louise (1670) ; 4º Nicolas (1674) ; 5º Catherine (1676) ; 6º autre Catherine (1677) ; 7º Radegonde (1679) ; 3º Marie-Barbe (1682). (*Reg. par. Saint-Porchaire.*)

POIRIER (Nicolas), marié à Marguerite Mesnay, dont : 1º Michel, prêtre ; 2º Marie, mariée, le 21 mars 1680, à René Mignen des Planon ; 3º Jacques (1658) ; 4º Marie-Anne ; 5º Marguerite. Mort le 21 mai 1686. (*Reg. par. Notre-Dame-la-Petite. Min. Royer.*)

POIRIER (Simon), fils du précédent, marié, par contrat du 16 novembre 1676, à Françoise Guignefault, dont : Simon (1688). (*Min. Royer ; Reg. par. Notre-Dame-la-Petite.*)

POISSON (Vincent), marié à Marie Picquet, dont : Anastasie (1702). Remarié, le 6 février 1716, à Marie Dubreuilduc. Mort le 4 juin 1720, âgé de 45 ans. (*Reg. par. Saint-Savin et Résurrection.*)

POITEVIN (Jehan), marié à Marguerite Thevin, dont : 1º René (1629) ; 2º Marie (1631) ; 3º Mathieu (1636) ; 4º Claude (1637) ; 5º Jeanne (1639) ; 6º Marie (1642) ; 7º Radegonde (1644) ; 8º Suzanne (1645). Mort le 13 juillet 1668. (*Reg. par. Saint-Cybard.*)

POITEVIN (Hilaire), mort le 30 juin 1690, âgé de 46 ans. (*Reg. par. Notre-Dame Chandelière.*)

POMET (Léger), cité le 5 novembre 1595. (*Arch. Vienne, D. 11.*)

PORCHER (Pierre), marié à Jeanne Gabarreau. Mort le 13 janvier 1609. (*Reg. par. Saint-Hilaire-de-la-Celle.*)

PORCHER (Armel), marié, le 16 juillet 1690, à Jeanne Berthet. (*Reg. par. Saint-Porchaire.*)

PORCHER (Armel), marié à Antoinette Charles, dont : 1º Marie (1623) ; 2º Jehan (1626) ; 3º Jehan (1628). Remarié à Marie Levasseur, dont : 4º Marie (1629) ; 5º Pierre (1632) ; 6º Rose (1633). Remarié, le 11 novembre 1633, à Marie Dubois, dont : 7º Auguste (1634) ; 8º Marguerite (1636) ; 9º Marie (1637). (*Reg. par. Saint-Porchaire.*)

POUHET (Léger), marié à Françoise Estour, dont : 1º Pierre (1576) ; 2º Joseph (1579). (*Reg. par. Saint-Porchaire.*)

POULLARD, marié à Marie Chauveau, dite veuve, le 1er octobre 1626. (*Reg. par. Saint-Paul.*)

PRESSAC (Stanislas), exerce à partir de 1784. Mort le 9 juin 1788. (*Reg. par. Saint-Porchaire.*)

PRIEUR (François), marié, le 5 février 1771, à Marguerite Braud. (*Reg. par. Saint-Savin.*)

RENAUD (Louis), cité entre 1716 et 1738. (*Reg. par. Saint-Didier.*)

RICHARD, est témoin le 15 décembre 1390. (*Arch. Vienne*, G. 101.)

RICHAULT (François), parrain le 1er avril 1692. (*Reg. par. Saint-Cybard.*)

RICHAULT (René), marié à Louise Richard, dont : Louis (1743). (*Reg. par. Saint-Didier.*)

RIFFAULT (Georges), marié à René Chauveau, qui fait son testament le 27 novembre 1656. (*Min. Gaultier.*)

RIVAUD (Jean-Joseph), reçu maître le 11 février 1766. (*Arch. Vienne*, M. 4.)

ROBIN (Léonard), reçu maître le 8 mars 1579. Marié à Florence Binet, dont : 1o René (1581) ; 2o Claude (1583) : 3o Robin (1584). (*Reg. par. Saint-Germain.*)

ROBIN (Daniel), marié à Marie Caillault, dont : Anne. Mort avant le 22 mai 1647. (*Min. Johanne.*)

ROBIN (François), marié : 1o à Marie-Anne Bonbonneau ; 2o à Marie-Rose Demange, le 14 mai 1771 ; 3o à Appolline Bourgeois, le 14 octobre 1777. (*Reg. par. Notre-Dame-la-Petite.*)

ROCROI (René), marié, le 27 avril 1723, à Catherine Petit, dont : Pierre (1695). (*Reg. par. Saint-Germain et Saint-Savin.*)

ROIGLAND (Martin), chirurgien de l'Hôtel-Dieu en 1556. (*Arch. hôp.*)

ROLLAND (Jehan), exerce dans la paroisse Saint-Saturnin le 25 août (1652). (*Min. Johanne*).

ROUSSEAU (Nicolas), marié à Jeanne Bonnet, dont : Marie (1652.) (*Reg. par. Saint-Porchaire.*)

ROY (Pierre), marié à Barbe Forest, dont : Antoine (1678). Barbe Forest meurt veuve le 12 novembre 1713, âgée de 75 ans. (*Reg. par. Saint-Didier.*)

ROY (Pierre), marié à Françoise Picquet, dont : André (1706). (*Reg. par. Saint-Didier.*)

SAINT (Jehan de), cité en 1540. (*Bibl. Poitiers*, cart. 10.)

SAINT-SOTZ (Jean), dit Bertault, cité, en 1539, comme soignant de la teigne les clergeons de Notre-Dame-la-Grande. (*Arch. Vienne*, G. 1286.)

SAINTAINT (Pierre), fils de Gaston, chirurgien à Bordeaux, et de Guillemette Bideau, donne, le 22 février 1559, à sa mère l'autorisation de faire tenir par un garçon la boutique de son père. (*Min. Chaigneau.*)

SAMSON (Julien), marié à Marie Coudret, dont : Louise, mariée, le 5 décembre 1637, à Louis Prousteau. (*Min. Royer..*)

SARTRE DE LISLE (Claude), marié à Catherine-Rose Lecesve, dont : 1º Jacques Louis (1753) ; 2º Claude (1754) ; 3º Marie-Rose (1755) ; 4º Jean-Elie (1757-1759). Sartre de Lisle meurt le 21 février 1782 et sa femme le 10 avril 1785. (*Reg. par. Saint-Porchaire.*)

SAUVAGET (Michel), marié à Madeleine Lelet, mort avant 1587. Remarié à Charlotte Rolland, dont : 1º Jacquette (1590) ; 2º Jehan (1592) ; 3º Michel (1596). (*Reg. par. Saint-Jean-Baptiste.*)

SAUVAULT (Denis), marié à Anne Caillon, dont : 1º Denis 1663 ; 2º Pierre (1664). (*Reg. par. Saint-Porchaire.*)

SAUVANNET (Denis), fils de François et d'Ozanne Debarre, prend une maison à ferme le 20 février 1660. (*Min. Maxias.*)

SAUVESTRE (Claude), cité le 19 mai 1599. (*Min. Johanne.*)

SAVATON (Germain), chirurgien de la poste en 1564. (*Bibl. Poitiers*, cart. 37.)

SAVATON (François), marié à Jacquette Galloys, dont : Etienne (1594). (*Reg. par. Saint-Didier.*)

SAVATON (Jérémie), a une fille Louise, cité en 1578. (*Min. Bourbeau.*)

SAVIN, habite, en 1390, place de Notre-Dame-la-Grande. (*Arch. Vienne*, G. 1104.)

SERAIN (Michel), est dit marié à Jeanne Desnoult, veuve de Pierre Dastier, dans un acte du 24 août 1676. (*Arch. Gref. présidial.*)

SIMONET DE BEAULIEU, cité en 1407. (*Arch. Vienne*, G. 1109.)

SORIN (François), cité en 1663 et 1664. (*Gref. présidial.*)

SORIN (François), marié à Françoise Texier, dont : Louis-Joseph. Françoise Texier meurt le 13 avril 1702. (*Reg. par. Notre-Dame-la-Petite*)

SORIN (Jehan), cité en 1517 et 1543. (*Bibl. Poitiers*, cart. 59 et 36.)

SORIN (Claude), marié à Marie Pélisseau, fille de Jean, sᵣ de la Sollais, cité le 23 décembre 1702. (*Min. Normandeau.*)

SORIN (Charles), est dit mort avant 1756, laissant un fils Charles. (*Gref. présidial.*)

SOURY (François), fils de Pierre, maître chirurgien et ancien démonstrateur d'anatomie à Paris et de Sophie Polie, dite Benne. Epouse, le 18 octobre 1778, Julie Audidier, fille d'Alexandre, procureur, et de Jeanne Pierron. Soury alla plus tard habiter Montmorillon. (*Reg. par. Saint-Cybard.*)

TABARIT (Mathieu), marié à Louis Charret, dont : Catherine, qui épouse, le 28 novembre 1696, Jacques Guyot, notaire à Vouvent. Tabarit meurt le 28 novembre 1727, âgé de 88 ans. (*Min. Royer* ; *Reg. par. Saint-Pierre l'Hosp.*)

TEXEREAU (Gabriel), marié à Catherine Guyonnet. Devenu veuf, épouse, le 21 juillet 1741, Marie Toyon, fille de feu Jacques Toyon, chirurgien, et d'Anne Paelle, dont : 1º Louis, appelé Maisonneuve (1742-1746) ; 2º Madeleine Véronique (1746-1747) ; 3º François Hilaire (1749) ; 4º Louis-Thomas (1750) ; Gabriel (1752) ; 5º Auguste-Martial (1752) ; 6º Gabriel (1753) ; 7º Catherine (1753) ; 8º Jean-Joseph (1754) ; 9º Louis dit Maisonneuve (1757) ; 10º Julie (1760). Gabriel Texereau meurt le 23 octobre 1759, âgé de 65 ans, et sa femme le 2 septembre 1762. (*Reg. par. Saint-Germain.*)

Texereau (Gabriel-Fulgent), maître ès arts, chirurgien des prisons et du Conseil supérieur, professeur d'anatomie à l'Ecole royale de peinture. Marié, le 26 octobre 1762, à Marie-Jeanne Bernard Dumont, fille de Félix, maître chirurgien. Texereau meurt le 20 avril 1780, âgé de 37 ans. (*Reg. par. Saint-Porchaire.*)

Texeron (Didier), cité le 4 juin 1554. (*Reg. dél. mun.*, nº 39, p. 455.)

Texier (Gilles), cité le 21 août 1492. (*Arch. Vienne*, G. 1023.)

Thévenet (Etienne), est fabricien de Saint-Etienne le 5 mai 1609. (*Arch. Vienne*, G. 99.)

Thévenet (Jean), marié à Anne Guérin, dite veuve, le 30 octobre 1631. (*Min. Marrot.*)

Thévenet (Pierre), marié à Jeanne Guérin, dont : Marguerite. Jeanne Guérin dite veuve, le 6 juillet 1689. (*Min. Royer.*)

Thévenet (Jean), marié, le 3 juin 1627, à Jeanne Pinot, renonce à une donation de sa femme défunte, le 25 juillet 1664. Mort le 13 septembre 1677 (*Min. Marrot* ; *Reg. par. Saint-Etienne.*)

Thévenet (Pierre), né à Nontron, vient, en 1630, à Poitiers comme chirurgien de la peste. Marié à Marguerite Delacombe, dont : 1º Pierre (1633), 2º Gabriel (1638) ; 3º Marie (1643) ; 4º Marguerite (1645). Thévenet meurt le 7 août 1651 et sa femme le 1er juillet 1677. (*Reg. par. Saint-Gybard.*)

Thévenet (Pierre), marié à Antoinette Picquet, dont : Pierre (1661). Remarié à Marguerite Rivière, dont : Marguerite (1663) ; 3º Pierre (1666) ; 4º Pierre (1669). (*Reg. par. Saint-Germain.*)

Thévet (Etienne), né à Angoulême. Chirurgien de la peste (1589-1591). Marié à Louise Blanchefort, dont Catherine (1590). (*Reg. par. Saint-Jean-Baptiste.*)

Thévin (René), fils de Pierre et de Marie Boucher. Marié, le 22 juin 1692, à Marie Bourie. Mort le 9 septembre 1694. (*Reg. par. Saint-Didier.*)

Thibault, marié à Jacquette Barbier, dont : Michelle (1573). (*Reg. par. Saint-Porchaire.*)

Thomas (Hugues), reçu maître en 1614, marié à Louise Marconnay, dont : 1º François (1618) ; 2º Germain (1620). Remarié à Claude Contenan, dont : 3º Jean (1629). (*Reg. par. Saint-Didier.*)

Thomas (Pierre), achète, le 20 octobre 1664, une terre à Aigne, près d'Iteuil. (*Min. Marrot.*)

Touchon (François), prête 50 livres à Thorreau, le 4 avril 1522. (*Arch. Vienne*, G. 1129.)

Touchet (Pierre), reçu, en 1632, fils de feu Pierre et de Marie Festy, épouse par contrat. le 18 avril 1638, Charlotte Cherbonnier. Remarié à Jeanne Signoret, dont : Marie (1654). Mort avant 1687 et sa femme le 19 août 1697. (*Min. Royer. Reg. par. Saint-Michel.*)

Tournerault (Jehan), cité en 1456. (*Arch. Vienne*, G. 1238.)

Toyon (François), marié à Radegonde Bellon, dont : 1º Joachim ; 2º Catherine ; 3º Pierre. Ses meubles sont inventoriés, après sa mort, le 9 mars 1639. (*Min. Gaultier.*)

Toyon (Joachim , marié, par contrat du 26 novembre 1635, à Renée Boizateau, dont : 1º François (1638) ; 2º Jean (1640) ; 3º Marie (1644) ; 4º Jean (1650). Remarié, par contrat du 30 août 1675, à Jeanne Devaucelle, dite veuve avant 1687. (*Min. Chollet et Marrot ; Reg. par. Saint-Hilaire-de-la-Celle.*)

Toyon (Pierre), reçu en 1640. Marié à Marie Audinet, dont : 1º François (1644) ; 2º Isabeau (1648) ; 3º Marguerite (1659). Mort le 15 mai 1652. (*Reg. par. Saint-Jean-Baptiste et Saint-Michel.*)

Toyon (Jean), marié à Suzanne Depuis, dont : 1º Jean (1672) ; 2º Bernard-René (1678) ; 3º Alexis (1680). (*Reg. par. Saint-Savin.*)

Toyon (Jacques), marié à Marie Agier, dont : 1º Jean (1705) ; 2º Philippe (1708) ; 3º François (1711). Mort le 19 octobre 1720. (*Reg. par. Saint-Savin.*)

Trotin (Josué), marié à Madeleine Davy. Cité dans un acte du 19 janvier 1646. (*Min. Chollet.*)

Vallade (Jean), cité en 1416 et 1451. (*Arch. Vienne*, G. 1105.)

Vallade (Guillaume), cité en 1451. (*Arch. Vienne*, G. 329.)

Vallade (Guillaume), cité en 1583 et 1584. (*Arch. Vienne*, G. 1239.)

Vallée (Mathurin), cité le 4. juin 1554. (*Reg. dél. mun.*, nº 32 ; p. 455.)

Verdalle (Jean), marié à Jeanne Gaultier, puis, le 16 septembre 1687, à Suzanne Picquet. (*Min. Marrot.*)

Verdun (Jean), marié à Catherine Pelletier. Fait son testament le 17 septembre 1681, et se trouve habiter Saint-Maurice de Gençay, en 1695. (*Min. Royer ; Min. Gauvin*)

Verlier (François), parrain, le 4 mai 1613. (*Reg. par. Notre-Dame-la-Petite.*)

Vergnault (Joseph), parrain, en 1707. Mort le 27 juillet 1710. (*Reg. par. Saint-Etienne.*)

Vidault (César), parrain le 4 décembre 1661. (*Reg. par. Saint-Etienne*)

Villebard (Armand), marié à Louise Garreau, cité le 8 novembre 1617. (*Min. Denesde.*)

Villebard (Léonard), marié, le 22 novembre 1612, à Louise Barré, puis remarié, le 2 août 1625, à Louise Garreau. De son premier mariage il eut : 1º Renée (1617) ; 2º Catherine (1619). (*Reg. par. Saint-Didier et Saint-Hilaire-de-la-Celle.*)

Vigouroux (Jacques), chirurgien de la peste, en 1585. (*Bibl. Poitiers,* cart. 54.)

Villiers (Pacifique de), marié à Loyse Izoreau, cède une rente le 5 février 1627. (*Min. Johanne.*)

Vincent (Nicolas), marié à Jacquette Faure, dont : 1º Pierre (1575) ; 2º Nicolas (1577). Son inventaire après décès a lieu le 21 février 1582. (*Reg. par. Saint-Didier ; Min. Guyonneau.*)

Vincent (Denis), chirurgien de la peste en 1631. Marié d'abord à Marguerite Pourpry, puis, le 21 janvier 1633, à Marie Delacroix, dont il eut plusieurs enfants. (P. Rambaud, *Mém. Soc. Ant. Ouest*, t. VII, 2e série, p. 439.)

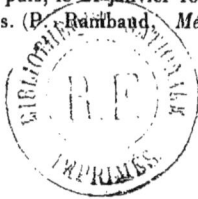

TABLE DES MATIÈRES

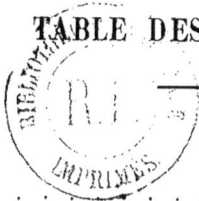

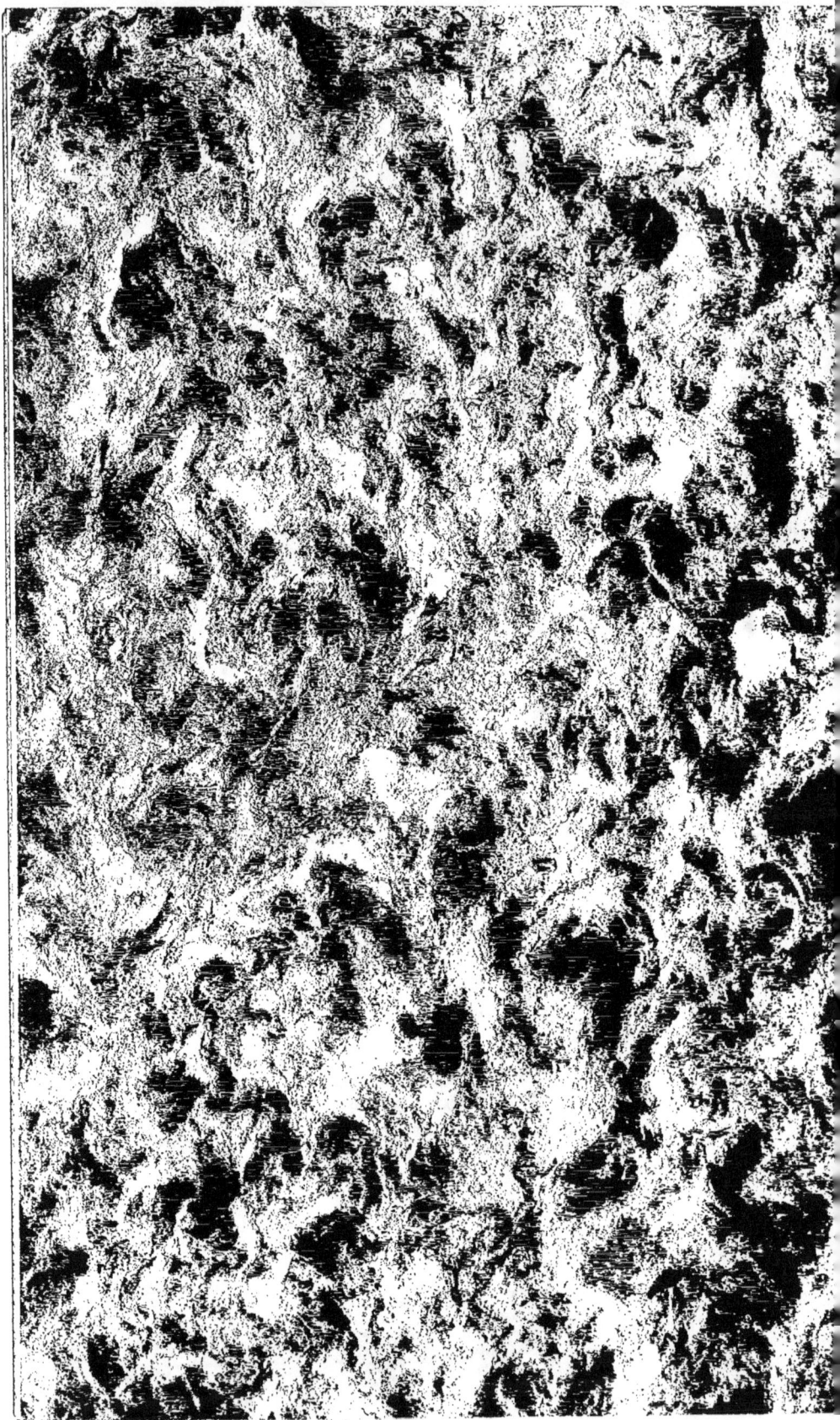

www.ingramcontent.com/pod-product-compliance
Lightning Source LLC
Chambersburg PA
CBHW070241200326
41518CB00010B/1645